MENOPAUSA
O momento de fazer as escolhas certas para o resto da sua vida

Proibida a reprodução total ou parcial em qualquer mídia
sem a autorização escrita da editora.
Os infratores estão sujeitos às penas da lei.

A Editora não é responsável pelo conteúdo deste livro.
A Autora conhece os fatos narrados, pelos quais é responsável,
assim como se responsabiliza pelos juízos emitidos.

As imagens utilizadas no livro foram retiradas de Unsplash (https://unsplash.com/)
e são reproduzidas respeitando as licenças especificadas pelo site.
Nenhum direito autoral é reivindicado em quaisquer das fotografias.

Consulte nosso catálogo completo e últimos lançamentos em **www.editoracontexto.com.br.**

Mariza Tavares

MENOPAUSA
O momento de fazer as escolhas certas
para o resto da sua vida

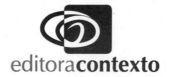

Copyright © 2022 da Autora

Todos os direitos desta edição reservados à
Editora Contexto (Editora Pinsky Ltda.)

Montagem de capa e diagramação
Gustavo S. Vilas Boas

Coordenação de textos
Carla Bassanezi Pinsky

Preparação de textos
Lilian Aquino

Revisão
Daniela Marini Iwamoto

Dados Internacionais de Catalogação na Publicação (CIP)

Tavares, Mariza
Menopausa : o momento de fazer as escolhas
certas para o resto da sua vida / Mariza Tavares. –
1. ed., 1ª reimpressão. – São Paulo : Contexto, 2022.
128 p.

Bibliografia
ISBN 978-65-5541-173-7

1. Menopausa 2. Mulheres - Saúde I. Título

22-1145   CDD 612.62

Angélica Ilacqua – Bibliotecária – CRB-8/7057

Índice para catálogo sistemático:
1. Menopausa

2022

EDITORA CONTEXTO
Diretor editorial: *Jaime Pinsky*

Rua Dr. José Elias, 520 – Alto da Lapa
05083-030 – São Paulo – SP
PABX: (11) 3832 5838
contexto@editoracontexto.com.br
www.editoracontexto.com.br

"É assustador quando uma mulher
finalmente percebe que não existe uma
resposta para a pergunta 'quem sou eu',
exceto a voz dentro dela mesma."

Betty Friedan

*Para Maria Helena, minha mãe,
e Sophie, minha neta*

Sumário

MUITO PRAZER, MENOPAUSA 9

O CORPO 14

Estrogênio, o hormônio
protetor das mulheres, sai de cena 17

O que acontece com o sistema reprodutor 21

O coração merece cuidado redobrado 27

Ganho de peso e o risco do diabetes 29

Como vão os alicerces da sua casa? 33

Espelho, espelho meu: como proteger a pele 37

Um elixir chamado sono 41

Comida saudável, passaporte para o bem-estar 45

Afinal, reposição hormonal é para todas? 49

AS EMOÇÕES 54

No meio do turbilhão 57

Cérebro feminino, ainda um desconhecido 61

Em busca do equilíbrio 65

AS RELAÇÕES 68

Quem cuida de quem cuida? 71

Relacionamentos em crise 75

De volta ao jogo amoroso, mas com novas regras 79

O SEXO 82

Você não precisa sentir desconforto 85

Uma ou duas coisinhas sobre o clitóris 89

Roteiro para não se aposentar na cama 95

O SEGUNDO ATO 102

Mulheres que vieram antes de nós; mulheres que nos
sucederão 105

Seu caminho pelo mundo, você mesma faça 109

Invisíveis, nunca mais 117

BIBLIOGRAFIA 123

A AUTORA 127

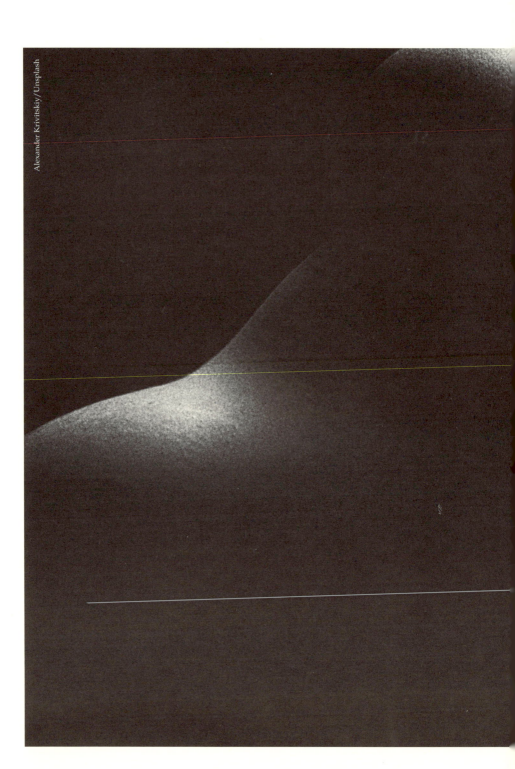

Muito prazer, menopausa

Para começar, vamos fazer as devidas apresentações. Sem medo, sem pé atrás, encarando essa "acompanhante" que nos escoltará por décadas. E ninguém deve se sentir só: em 2025, haverá cerca de 1 bilhão de mulheres no planeta entre a pré-menopausa, ou perimenopausa, e a pós-menopausa. Um contingente tão significativo que deixa o mercado excitado: são consumidoras que deverão gastar algo perto de 600 bilhões de dólares em medicamentos, produtos e consultas médicas. A palavra *menopausa* é composta de dois termos gregos: *mēn*, que pode ser traduzido como mês ou luas, referindo-se ao período menstrual; e *pausis*, que

Menopausa

quer dizer pausa, término. O diagnóstico se dá quando a mulher passa 12 meses sem menstruar, o que ocorre normalmente entre os 45 e 55 anos.

Pré, pós, parece confuso, não? É que esse processo não acontece de um dia para o outro. Na perimenopausa, que pode durar até dez anos, começam a ocorrer as transformações que serão detalhadas no livro. A menopausa é como um marco: a parada definitiva da menstruação, mas só se tem certeza disso depois de um ano sem regras. Depois, ingressa-se na pós-menopausa. Climatério, segundo a Organização Mundial da Saúde (OMS), é a fase biológica que vai da transição do período reprodutivo até o não reprodutivo, uma espécie de grande guarda-chuva que abrange todos esses estágios.

De acordo com o IBGE, em 1960, a expectativa de vida de uma brasileira estava em torno de 55 anos; em 2019, tinha pulado para 80 anos (sete a mais que os homens). O que antes se caracterizava como uma experiência até breve, porque a menopausa se confundia com o limite da existência, estendeu-se com a mudança do perfil demográfico. Mas não queremos que seja uma vida apenas longa, e sim que também seja rica e tenha significado.

O escritor e empreendedor norte-americano Chip Conley costuma dizer que o termo meia-idade é a pior "marca" já criada no mundo, porque remete a um sentimento de crise, a de estar a meio caminho da morte, quando deveria ter o significado de um chamado para descobertas e ressignificações. Se, na primeira metade da vida, acumulamos experiência, na segunda é a hora de utilizar esse repertório em busca de uma melhor versão de nós mesmas. Ele cunhou a expressão "inteligência da transição", que vem se somar à conhecida "inteligência emocional", justamente para se referir à sabedoria amealhada no enfrentamento de desafios.

Depois de escrever *Longevidade no cotidiano: a arte de envelhecer bem*, lançado também pela Contexto, ficou claro para

Muito prazer, menopausa

mim que, em todas as etapas da vida adulta, podemos dar novo rumo à existência. Entre a pré e a pós-menopausa, temos tempo para refletir e tomar decisões cruciais cujo impacto fará diferença na saúde física, emocional e psíquica nas décadas que temos pela frente.

Se a adolescência é sinônimo de uma explosão de hormônios, depois dos 40 o organismo vai reduzindo sua produção. O resultado? Um turbilhão de mudanças que vão exigir foco no autocuidado. A Sociedade Norte-Americana de Menopausa (NAMS, na sigla em inglês) já publicou diversos estudos que identificam a menopausa como um fator de risco para o desenvolvimento da síndrome metabólica, que engloba hipertensão arterial, excesso de gordura corporal em torno da cintura e níveis elevados de colesterol e de açúcar no sangue. Num quadro como esse, crescem as chances de ataque cardíaco e acidente vascular cerebral. A boa notícia é que mudanças no estilo de vida são bastante eficientes para prevenir o risco de diabetes e doenças cardiovasculares.

O Reino Unido tem a meta de, até 2035, estender a vida saudável da população em cinco anos. Capitaneada pela Universidade de Oxford, a UK Spine é uma espécie de consórcio que reúne pesquisadores de importantes centros de referência com o objetivo de compartilhar informações e descobertas com essa finalidade. Os especialistas são unânimes em eleger a janela da meia-idade como um poderoso divisor de águas. Mesmo que os bons hábitos sejam adotados tardiamente, eles aumentam a proteção das mulheres. Portanto, o fato de ter chegado ao fim dos 40 ou aos 50 anos com um perfil sedentário e pouco saudável não deve desanimar ninguém.

No entanto, o tabuleiro de xadrez é bem mais complicado. Basta pedir a qualquer mulher, na faixa dos 40, para fazer uma lista de suas atribuições. Quando o climatério está se instalando, estamos no auge da atividade profissional,

Menopausa

das responsabilidades familiares e... de inúmeros fatores de estresse. Há quem tenha filhos ainda pequenos, no máximo entrando na puberdade, com um roteiro que inclui acompanhamento escolar, atividades extracurriculares, eventuais aulas de reforço, aniversários. Se são adolescentes, o embate sobre limites se soma às questões acadêmicas. Também cresce o grupo que está na dúvida se resta tempo para embarcar na experiência da maternidade.

Casamentos estão começando, outros singram mares tormentosos de crise, os que se desfazem deixam um rastro de aborrecimentos, discórdias e até de infortúnios. Profissionalmente, a inexperiência dos primeiros anos deu lugar a uma maior desenvoltura. Essa é a boa notícia, acompanhada de um desafio: consolidar a carreira, buscar promoções e retorno financeiro num mercado de trabalho que continua permeado pelo preconceito contra quem envelhece. Afinal, além de viver o presente com prazer, é preciso garantir o pé de meia para o futuro. Imagine ter tudo isso na cabeça e, no meio de uma reunião, ficar encharcada de suor por causa de uma onda de calor que não apenas traz desconforto intenso, mas pode arruinar sua apresentação? Vamos combinar o seguinte: esta é uma fase da vida que não se limita, nem pode ser definida, como uma condição médica. Estamos a mil!

Como dar conta de tudo? Visualize a imagem do malabarista tentando equilibrar um monte de pratinhos no ar e chegará perto. Os americanos, que adoram criar palavras, inventaram *"lifequake"*, o equivalente a um terremoto na vida pessoal, para descrever situações nas quais tudo acontece simultaneamente. Acho que faz sentido e se aplica ao caso. É compreensível ter medo, sentir-se angustiada e com a autoestima em baixa. A menopausa é uma fronteira: fica para trás a atribuição tão conhecida, e aguardada por tantas, da procriação. No cenário que se descortina, o risco de perder o poder

Muito prazer, menopausa

de sedução, apresentado como um privilégio da juventude, é perturbador: que papel nos aguarda?

Gerações de mulheres que nos precederam sofreram caladas com sintomas que afetaram a qualidade de suas vidas. Perderam a vontade de fazer sexo ou simplesmente abdicaram dele e, embora tivessem a preocupação de conversar com suas filhas sobre menstruação e gravidez, cobriram a menopausa com um manto de silêncio, alimentando o tabu em relação à situação. Nos consultórios, com frequência o atendimento costuma focar no controle de sintomas, como ondas de calor ou mudanças de humor, quando, na verdade, precisamos de uma bússola para navegar por esse oceano desconhecido.

Esta é a conversa que o livro quer ter e, para isso, contei com uma ajuda valiosa: as vozes de mulheres que foram extremamente generosas em compartilhar suas experiências, dores, temores e alegrias. Para se sentirem à vontade em revelar intimidades, seus nomes foram alterados, o que acabou gerando um divertimento extra quando tiveram que escolher uma nova "identidade". As idades vão dos 44 aos 59 anos e o grupo abrange de advogadas a esteticistas; de secretárias a fisioterapeutas, e ainda artesãs, engenheiras, executivas, jornalistas. Elas falam das mudanças do corpo, de sexo, trabalho, relacionamentos e trazem histórias reais que realçam e ilustram cada uma das seções. Quem dá os primeiros passos nessa estrada tateia, trabalha com hipóteses, tenta arquitetar um plano de voo que ponha o bem-estar e a qualidade de vida em primeiro lugar. As veteranas esbanjam relatos de adversidades e superação; principalmente, apontam caminhos que podem ser trilhados por outras. De beleza e harmonia. De equilíbrio e encantamento. Cada trajetória e forma de lidar com essa fase é uma espécie de impressão digital, única. Entretanto, apesar de as vivências serem diferentes entre si, se irmanam nos pontos que têm em comum. Bem-vinda a bordo!

O corpo

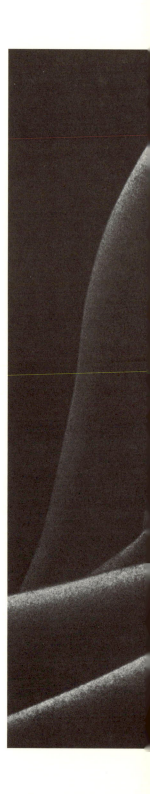

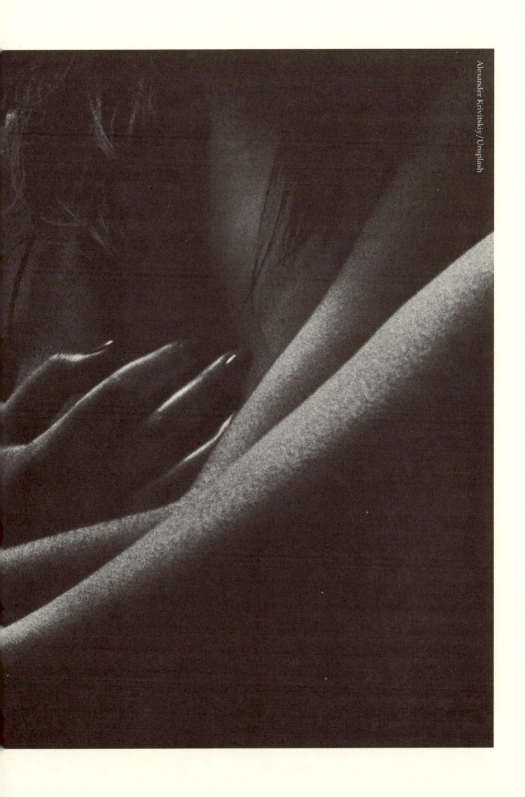
Alexander Krivitskiy/Unsplash

Estrogênio, o hormônio protetor das mulheres, sai de cena

"Estava com 39 anos quando a menstruação começou a ficar irregular: vinha num mês, não aparecia nos três meses seguintes. Cessou por completo quando eu tinha apenas 40 anos. Não tive nenhum sintoma, cheguei a pensar que pudesse estar grávida" – Beatriz, 44 anos.

"Retirei o útero com 38 anos, depois de meses de ciclos menstruais que eram verdadeiras hemorragias e resultaram num quadro de anemia severa. Mantive os ovários, mas pouco depois comecei a sentir os sintomas da menopausa: calores terríveis, irritabilidade, insônia. Foram quatro anos sofrendo, porque resistia à ideia de fazer reposição hormonal, mas acabei me rendendo à necessidade e mantenho o tratamento até hoje" – Raquel, 59 anos.

Menopausa

"A primeira coisa que percebi foi uma sensibilidade enorme nas mamas, que não se limitava ao período que precede a menstruação. Em seguida, notei a diminuição da libido e da lubrificação vaginal, tornando as relações muito dolorosas. Sempre dormi tarde, mas nem me deitando às duas da manhã consigo pegar no sono, fico me virando de um lado para o outro. Acordo às seis para despachar meu filho de 10 anos para a escola e passo o dia esgotada. Apesar de menstruar normalmente, a médica não teve dúvidas: estou na perimenopausa" – Valentina, 47 anos.

"Não vou esquecer nunca o ano: 2017. Acordava no meio da madrugada toda suada, minha libido foi a zero, engordei dez quilos. Embora a ginecologista não fosse favorável, comecei a reposição hormonal com a supervisão de uma endocrinologista e os sintomas melhoraram, mas ainda tenho problemas para dormir" – Bárbara, 52 anos.

"Minha menstruação começou a ficar irregular por volta dos 47 anos, até cessar definitivamente aos 50. Do nada vinha uma onda de calor que dava vontade de arrancar a roupa. Mesmo com o ar-condicionado a toda, vivia me abanando com um leque. Nesse período, me submeti à retirada de um mioma e, após a cirurgia, tive uma trombose. Fui aconselhada a não fazer reposição hormonal e continuo convivendo com o desconforto dos fogachos" – Adriana, 55 anos.

A diversidade de relatos das mulheres com quem conversei era tanta que tive dificuldade para selecionar apenas alguns para a abertura do capítulo. Hormônio vem do grego *órmoni*, que significa despertar, embora nem sempre isso signifique excitação – tanto que há aqueles que estão associados a uma sensação de calma, de tranquilidade. Por definição, trata-se de uma substância produzida por glândulas endócrinas e liberada na corrente sanguínea para atuar em outros tecidos ou órgãos.

Assim como a primeira menstruação, a menarca, é um evento marcante na vida de toda mulher, o mesmo se dá com a menopausa: trata-se de um rito de passagem. A reserva

O corpo

ovariana é um marcador da fertilidade: ela vai diminuindo até que a atividade dos ovários é interrompida.

A marcha está em curso e é como se um outro corpo quisesse "substituir" aquele com o qual você estava acostumada. A lista de sintomas que podem ocorrer na perimenopausa é longa: ondas de calor, suor noturno, dor de cabeça, enxaqueca, pele seca, unhas rachadas, cabelos quebradiços, ressecamento vaginal, aumento da gordura na região do abdômen, redução da libido, dor e premência para urinar, fadiga, confusão mental, mudança de humor, insônia, ansiedade, irritabilidade, batimento cardíaco irregular, dificuldade de concentração, lapsos de memória. Afinal, o que está por trás desse curto-circuito? Passando ao largo da tentação de escrever um tratado de anatomia humana, há mais de 20 estrogênios (ou estrógenos) identificados, mas são três os protagonistas: o estradiol, a estrona e o estriol. O mais ativo deles é o estradiol, produzido pelos ovários e o principal hormônio sexual feminino.

A jornalista norte-americana Natalie Angier, autora de *Woman: an intimate geography* (Mulher: uma geografia íntima), escreve para o jornal *The New York Times* sobre biologia e conquistou o prestigioso Prêmio Pulitzer. O livro, lançado em 1999, foi revisto e atualizado em 2014 e é um primor de conteúdo e estilo sobre o corpo feminino. Ela compara o estrogênio ao chocolate, tal a avidez com que é consumido pelo organismo: nos vasos sanguíneos, nos ossos, no cérebro. Entre a adolescência e a menopausa, as mulheres têm entre três e dez vezes mais estrógenos circulando na corrente sanguínea do que os homens – sim, eles apresentam níveis mais baixos, mas que contribuem na regulação da saúde dos ossos e no metabolismo da gordura e dos carboidratos. Portanto, quando a produção do estrogênio cai, temos um quadro de hipoestrogenismo e o organismo como um todo é impactado: o risco cardiovascular aumenta, assim como o de desenvolvimento de osteoporose.

Menopausa

Os fogachos, ou ondas de calor, servem para ilustrar o processo de desequilíbrio interno. Duram entre dois e quatro minutos e quase sempre são precedidos de uma sensação de desconforto – podem até ser acompanhados de aceleração dos batimentos cardíacos. A sensação súbita de calor se localiza na face e na parte superior do tórax e, em seguida, vem o suor abundante. Como veio, desaparece. O motivo do pequeno tsunami é a falta de estrogênio para fazer funcionar o hipotálamo, nosso "termostato". O organismo entende que o corpo está muito quente, embora a temperatura não tenha se alterado, e provoca uma dilatação dos vasos da pele, que leva à vermelhidão e à transpiração.

Com a consequente perda de calor, por causa da sudorese, há uma rápida queda da temperatura, ocasionando uma leve hipotermia. Neste momento, o fogacho se dissipa e podem surgir calafrios, outro mecanismo usado pelo corpo para se aquecer, numa tentativa de restaurar a temperatura habitual que, na verdade, não sofrera variação. Do tamanho de uma amêndoa, o hipotálamo se localiza no encéfalo e conecta o sistema nervoso ao endócrino. É responsável por manter a homeostase, isto é, o equilíbrio das funções corporais em ajustamento ao ambiente. Portanto, não se limita a auxiliar a regulação da temperatura corporal, agindo ainda na regulação de apetite, sede, estresse, comportamento sexual e sono.

Além do todo-poderoso estrogênio, fazem parte da trindade de hormônios sexuais produzidos pelos ovários a progesterona, que regula o ciclo menstrual e prepara o útero para receber o óvulo fertilizado; e a testosterona, o principal hormônio sexual masculino, que está presente em quantidades bem menores no organismo feminino. A equação é simples: ovários inoperantes = falta de hormônios. Por isso é importante lembrar que a remoção cirúrgica dos órgãos provoca uma menopausa abrupta, o que também pode ocorrer em consequência de tratamentos oncológicos. Nos próximos capítulos, vamos ver o que a falta de estrogênio representa para cada órgão.

O que acontece com o sistema reprodutor

O aparelho reprodutor feminino é composto por dois grupos de órgãos: os externos e internos – um sistema que é duramente atingido pelo declínio de estrogênio no organismo. A vulva é a genitália externa da mulher e inclui a abertura da vagina, os grandes lábios, os pequenos lábios e o clitóris. No climatério, os grandes lábios perdem tecido gorduroso e pode ocorrer uma atrofia dos pequenos lábios. São mudanças que não chegam a interferir na atividade sexual, como ocorre com o ressecamento vaginal; no entanto, vem florescendo uma indústria de procedimentos estéticos para a região íntima.

Correção estética genital, cirurgia estética ginecológica, embelezamento

Menopausa

ou rejuvenescimento íntimo. São vários os nomes utilizados com a promessa de uma genitália mais jovem e, a reboque, uma vida sexual prazerosa. A questão é que, enquanto há intervenções que são indicadas para problemas que ocorrem a partir da perimenopausa, outras podem ser consideradas propaganda enganosa, como alerta a Federação Brasileira das Sociedades de Ginecologia e Obstetrícia (Febrasgo).

Neila Maria de Góis Speck, professora adjunta da Universidade Federal de São Paulo (Unifesp) e presidente da comissão de trato genital inferior da Febrasgo, me forneceu uma lista de intervenções eticamente questionáveis, como o clareamento da vulva e o preenchimento dos pequenos e grandes lábios com substâncias como ácido hialurônico, mas a relação não para por aí. Entre os serviços de estética íntima oferecidos, há ainda o da ninfoplastia, que é a redução dos pequenos lábios, com a "justificativa" de que a cirurgia torna a aparência da vulva mais jovem, atraente e desejável – e o alvo acaba sendo quem está com a autoestima baixa. "Há uma grande diversidade de vulvas e nenhuma mulher deveria se sentir pressionada a buscar um discutível padrão de beleza para sua genitália. Além disso, há uma indicação específica para a cirurgia dos pequenos lábios, quando eles apresentam uma hipertrofia e causam desconforto. Estamos assistindo a um excesso de modismos e um deles é o de mulheres querendo uma vulva de Barbie, quase infantil", lamenta a médica.

Modismos e bizarrices à parte, que não levam em conta que a resposta sexual depende de uma série de fatores, há uma condição para a qual o procedimento íntimo é eficaz: a síndrome geniturinária, que abrange a atrofia vaginal, com sintomas como secura, coceira, desconforto ou dor durante o sexo, e também problemas urinários, como ardência e/ou urgência para urinar, leve incontinência urinária ou noctúria, que é a necessidade de fazer xixi várias vezes durante a noite.

O corpo

Nesses casos, a professora Neila afirma que a remodelação vaginal – termo que prefere a rejuvenescimento – pode melhorar bastante a qualidade de vida da mulher.

O procedimento é feito com laser fracionado, onde uma espécie de sonda é introduzida na vagina e pontos de laser são aplicados sobre a mucosa. Eles promovem a renovação do colágeno, aumentam a vascularização e a lubrificação. As aplicações são feitas em três sessões, uma a cada 30 dias, e a única restrição é abstinência sexual por cerca de três dias. O efeito dura, em média, de 12 a 18 meses; para a manutenção, é necessária uma sessão extra. "A aplicação pode incluir a vulva, cujo tecido afina com a idade. Muitas mulheres sofrem fissuras da pele da vulva durante o sexo e o laser melhora sua textura. O princípio é o de energizar o colágeno, que vai tornar a pele mais firme", explica a médica, acrescentando que, para pacientes que se submeteram a tratamentos oncológicos e tiveram uma menopausa precoce, o recurso pode significar a retomada de uma vida sexual satisfatória.

Além do laser, que já era utilizado há décadas na Europa em lesões pré-malignas, são utilizados o ultrassom microfocado e a radiofrequência. Uma questão sensível diz respeito ao profissional que deveria conduzir esse tratamento que, hoje em dia, é realizado em larga escala por dermatologistas. Para a Febrasgo, médicos de outras especialidades podem não reconhecer afecções na região genital e é indispensável que, pelo menos, haja uma avaliação do ginecologista. É bom frisar que a remodelação vaginal é aconselhada quando há sintomas que surgem na fase que antecede a menopausa; para pacientes com Síndrome de Sjoegren, que afeta a capacidade de lubrificação de diversos órgãos; ou que se submeteram a tratamento oncológico – e não para quem está na faixa dos 30 anos, como medida preventiva.

Como o aparelho urinário é adjacente ao reprodutor, se beneficia da terapia a laser. A musculatura da bexiga e da

Menopausa

uretra tende a se tornar frágil e pode provocar não apenas uma urgência para urinar mais frequente, mas também episódios de incontinência urinária constrangedores, em situações como um espirro, acesso de tosse, risada ou durante exercícios aeróbicos. A perda involuntária de urina é um fantasma que assombra as mulheres e sobre o qual a maioria tem vergonha de falar. Muitas acabam preferindo restringir sua interação social para não correr o risco de se expor a uma situação vexatória, mas a maioria dos casos tem cura.

Embora as mudanças ocorridas na vagina sejam as que mais impactam a qualidade de vida das mulheres, os demais órgãos internos do sistema reprodutor feminino são afetados pelo hipoestrogenismo. Começando pelo útero, o único órgão feminino que não tem qualquer correspondente no corpo masculino e, talvez por esse motivo, tenha sido vítima de todo tipo de mitos ao longo dos séculos. Hipócrates, o pai da Medicina, acreditava que perambulava solto pelo corpo da mulher, dando origem a todo tipo de distúrbios físicos, mentais e morais. Não é à toa que a palavra histeria vem de *hystera*, útero. A menstruação é a primeira experiência feminina com o útero e muitas mulheres passam a ter períodos intensos na faixa dos 40 anos, sem saber que essa mudança não é rara na perimenopausa.

Entre os problemas mais recorrentes nessa fase estão o prolapso uterino, que é a descida do órgão devido a uma frouxidão dos músculos pélvicos; e os pólipos uterinos, que podem não causar sintomas, mas provocam sangramento irregular ou menstrual abundante. Outro tipo de pólipo é o endocervical, que aparece no colo do útero. Miomas uterinos, que são tumores benignos, podem fazer o útero se expandir e comprimir a bexiga, diminuindo sua capacidade de armazenamento. São diagnosticados por exame de imagem, como o ultrassom e a ressonância magnética.

O corpo

O Brasil detém um número altíssimo de histerectomias, como são chamadas as cirurgias para a retirada do útero: são cerca de 300 mil por ano, segundo o Ministério da Saúde. É a segunda cirurgia mais frequente entre as mulheres em idade reprodutiva, só perdendo para as cesarianas. Depois dos 50 anos, aumenta o risco de câncer do endométrio, que é a camada interna ou o revestimento do corpo do útero – o sangramento vaginal entre ciclos menstruais, ou em qualquer momento após a menopausa, é um alerta. O câncer do colo do útero, ou câncer cervical, é causado pela infecção persistente por alguns tipos de HPV (papilomavírus humano). As alterações são facilmente descobertas nos exames preventivos.

Já os ovários são discretos por natureza: cada um tem cerca de três centímetros e seu formato se assemelha ao de uma amêndoa. Entretanto, cabem a essa dupla funções poderosas: ovogênese (produção dos óvulos); e esteroidogênese (produção de hormônios). Por isso, a retirada dos ovários é sinônimo de menopausa imediata. Cada ciclo menstrual significa uma pequena "cicatriz", resultante do óvulo que foi liberado e deixou vazio o folículo onde estava abrigado. Quanto mais velha uma mulher, mais marcas terão os ovários, que também sofrem um fenômeno de atrofia na pós-menopausa. Na fase inicial, o câncer de ovário não causa sintomas e sua detecção pode passar despercebida. Em estágios avançados, surgem desconfortos como pressão ou inchaço do abdômen, dor nas costas, pelve ou pernas, náusea, gases, prisão de ventre ou diarreia e cansaço constante.

Tecnicamente, as mamas não integram o sistema reprodutor, mas não vejo sentido em separá-las desse conjunto que expressa a sexualidade humana. De acordo com o Instituto Nacional de Câncer (Inca), a idade é um importante fator de risco para a doença: quatro em cada cinco casos ocorrem após os 50 anos. Há fatores genéticos e hereditários relevantes,

Menopausa

como história familiar de câncer de ovário, casos de câncer de mama na família antes dos 50 anos ou alteração dos genes BRCA1 e BRCA2, mas eles correspondem a algo entre 5% e 10% dos casos. Pesam mais aspectos comportamentais, como obesidade e sedentarismo; e da história reprodutiva e hormonal, como a primeira menstruação antes dos 12 anos e a menopausa depois dos 55. Quanto mais ciclos menstruais a mulher tem ao longo da vida, maior a exposição ao efeito do estrogênio no útero e nas mamas, o que pode levar a alterações malignas nas células.

O coração merece cuidado redobrado

A Sociedade Brasileira de Cardiologia mantém um "cardiômetro", que mede o número de mortes por doenças cardiovasculares no país: são quase mil por dia, que incluem acidentes vasculares cerebrais, popularmente conhecidos como derrames, e infartos. Não se trata apenas da maior causa de óbitos masculinos, mas também entre as mulheres – bem na frente, por exemplo, do câncer de mama.

Quando se trata de anatomia feminina, nossas artérias têm menor calibre, são mais estreitas. Potencialmente, isso aumenta o risco de uma obstrução dos vasos ser mais grave pelas famigeradas placas ateromatosas (de gordura). O entupimento bloqueia o fluxo sanguíneo até o coração, ocasionando a morte de parte do tecido do órgão ou um dano irreversível. O estrogênio, aquele grande aliado na juventude, tem uma função vasodilatadora, mas seu declínio compromete essa proteção. O infarto acaba sendo mais letal para elas que, no entanto, visitam o cardiologista com menos regularidade que eles.

Menopausa

Um fator complicador é que, ao contrário dos homens, cujo infarto está quase sempre associado a uma forte dor no peito, o feminino pode apresentar sintomas como náusea, queimação no estômago, cansaço ou dor nas costas. Imaginar que o desconforto é um problema gastrointestinal ou ortopédico resulta em maior demora para buscar socorro. Em 2020, a Sociedade Europeia de Cardiologia fez um alerta para que os médicos redobrassem a atenção para quadros de hipertensão arterial que podem ser confundidos com sintomas da menopausa.

Em 2021, a mesma entidade alertou que mulheres com pressão arterial levemente elevada na faixa dos 40 anos apresentam risco dobrado para episódios coronarianos agudos uma década depois. Outros sinais, se mapeados cedo, ajudam na prevenção, como casos de pré-eclâmpsia e elevação arterial durante a gravidez, associados a um perigo maior de hipertensão e derrame. As que tiveram uma menopausa precoce e as portadoras de doenças inflamatórias autoimunes, como artrite reumatoide e lúpus, fazem parte do grupo de risco.

Acho pertinente registrar que, historicamente, sempre estivemos sub-representadas nos testes clínicos. Antes de 1993, era comum que não houvesse sequer uma representante do sexo feminino nas pesquisas. Depois dessa data, mudaram as orientações do Food and Drug Administration (FDA), o equivalente à Anvisa nos EUA, para que os testes de fármacos nos incluíssem, já que a resposta às drogas não é igual. Ainda assim, as distorções persistem: em estudo publicado no *The New England Journal of Medicine*, sobre controle da pressão arterial, 64% dos participantes eram homens e 36%, mulheres – e o ano era 2015! Fica patente que nossos corações continuam não recebendo o cuidado que merecem... O papel de um estilo de vida saudável é crucial. Guarde o quadrinho dos números mágicos: HDL, o colesterol bom, deve estar acima de 50 mg/dl; LDL, o mau colesterol, precisa ficar abaixo de 100 mg/dl; e a pressão arterial ideal é de 12 por 8.

Ganho de peso
e o risco
do diabetes

O termo *metabolismo* vem do grego *metabole*, que significa mudança, e consiste no conjunto de transformações e reações químicas que ocorrem no organismo. Na infância e na adolescência, ele é acelerado para dar conta do crescimento. Conforme envelhecemos, seu ritmo diminui e, paralelamente, vamos perdendo massa muscular. Com menos massa muscular, queimamos menos calorias e, se ingerimos a mesma quantidade que antes, o excesso vira gordura e vai se acumulando.

O círculo vicioso se aplica a homens e mulheres, mas, para elas, há um aspecto perturbador: a gordura corporal tende a ser redistribuída na região central

Menopausa

do tronco – vamos ficando parecidas com maçãs! O peso total interessa, claro, mas a distribuição da gordura, isto é, seu acúmulo em determinados locais, é um sinal de alerta. A cintura abdominal acima dos 88 centímetros, medida na altura das cristas ilíacas, nos quadris, está entre os fatores de risco para o diabetes tipo 2, assim como ter mais que 45 anos, síndrome de ovários policísticos, sobrepeso e histórico familiar.

O diabetes é uma condição que afeta a forma como a glicose, nossa principal fonte de combustível, é metabolizada. O organismo não consegue usar adequadamente a insulina, hormônio produzido no pâncreas que regula a movimentação da glicose para dentro das células; ou não produz insulina suficiente para manter a glicemia, a quantidade de açúcar no sangue, num nível normal.

A condição de pré-diabetes é observada quando os níveis de glicose estão mais altos do que o normal, mas não o suficiente para um diagnóstico de diabetes tipo 2. Cerca de metade das pessoas que alcançam esse estágio desenvolve a doença. Trata-se de um patamar crítico: pode ser a chance de reverter o quadro ou, pelo menos, retardar sua evolução. Quem tem pré-diabetes está mais sujeito a sofrer um infarto ou derrame do que as pessoas com níveis normais de glicose, foi o alerta dado na 70ª Sessão Científica do Colégio Norte-Americano de Cardiologia, ocorrida em meados de 2021. O Brasil tem perto de 17 milhões de diabéticos, sendo que metade desconhece ter a enfermidade, e calcula-se que pelo menos 40 milhões sejam pré-diabéticos. A chance de progressão para a doença aumenta significativamente para quem tem valore de glicemia em jejum entre 100 e 125mg/dL, ou de hemoglobina glicada entre 5.7% e 6.4%.

Voltando à barriguinha saliente que nos atormenta e que, junto com os quilos extras, é uma bandeira vermelha: é verdade que um dos efeitos do estrogênio sobre o tecido gorduroso

O corpo

consiste em prevenir o acúmulo de gordura e inflamação. É verdade que, na perimenopausa, com a diminuição dos níveis de estrógenos, há uma alteração no equilíbrio metabólico que pode acarretar um aumento na deposição de gordura abdominal. Mas é igualmente verdade que, na meia-idade, há uma diminuição do gasto energético – leia-se atividade física reduzida. Não vamos culpar o estrogênio por tudo!

O sedentarismo alimenta a marcha lenta do metabolismo e a consequência é uma dificuldade maior para se livrar dos quilos extras. Entretanto, não estamos condenadas a uma circunferência que se amplia a cada ano. Para quebrar o "feitiço", é preciso ingerir menos calorias e fazer mais exercício. Dietas só funcionam aliadas à atividade física. As que prometem milagres podem levar ao efeito sanfona, porque não mudam o cenário que havia antes: se os músculos não se fortalecerem através do exercício, não consumirão energia e, ao voltarmos ao padrão alimentar anterior, continuarão a queimar menos calorias e haverá acúmulo de gorduras novamente.

Exercício é sinônimo de uma lista quilométrica de benefícios: além de acelerar o metabolismo e queimar o excesso de gordura, reduz o risco de doenças cardíacas, aumenta a flexibilidade, a força muscular e protege a densidade óssea. Por último, mas não menos importante: libera endorfinas melhorando a disposição e diminuindo o estresse. É só escolher o que mais lhe agrada, lembrando que a caminhada é considerada segura para todas as idades. Para iniciar uma atividade de maior impacto, como a corrida, o ideal é consultar um médico. A musculação, que deve ser feita sob supervisão, para evitar lesões, proporciona resistência e força muscular, melhorando a postura e a sustentação do corpo.

Os músculos clamam por exercício em qualquer idade. Não importa quanto tempo a pessoa foi sedentária, basta voltar a se mexer para eles responderem ao estímulo. Na década

Menopausa

de 1980, a nutricionista e cientista Miriam Nelson, da Tufts University, realizou um estudo com mulheres entre 70 e 90 anos, muitas em condições de saúde bem precárias: algumas não conseguiam sair de casa, outras nem se levantavam sozinhas. Submetidas a um treinamento com pesos duas vezes por semana, em apenas quatro meses ganharam massa muscular, resistência e força. Miriam é autora de uma série de dez livros chamada *Strong women*, cinco deles *best-sellers*.

Em abril de 2020, a revista científica *Stroke*, publicada pela American Heart Association, divulgou trabalho mostrando que, mesmo na meia-idade, a adoção de bons hábitos aumentava a proteção das mulheres contra derrames. Os pesquisadores analisaram as informações de saúde de quase 60 mil mulheres que começaram a participar do estudo com cerca de 52 anos e continuaram a abastecer o sistema com dados por 25 anos. Para se ter uma ideia de como mudanças no estilo de vida representam um relevante impacto positivo na saúde: o risco de derrame diminuía em 25% para as mulheres que deixavam de fumar, passavam a se exercitar durante 30 minutos diariamente e perdiam peso com uma dieta alimentar com mais pescado, grãos, frutas, legumes e verduras; e menos carne vermelha, alimentos processados e álcool.

Como vão os alicerces da sua casa?

Minha avó gostava de um ditado que caiu em desuso: "por fora, bela viola; por dentro, pão bolorento". Embora signifique que uma aparência vistosa pode esconder um caráter questionável, vou tomá-lo emprestado para ilustrar uma condição de saúde silenciosa que vai minando os alicerces de nossa casa: os ossos. A osteoporose se caracteriza pela diminuição progressiva da densidade óssea e alteração da microarquitetura do osso. Para quem não se lembra das aulas de Biologia, os ossos estão num processo de renovação permanente: a remodelação óssea. Células chamadas osteoclastos reabsorvem áreas envelhecidas, enquanto

Menopausa

os osteoblastos produzem ossos novos – é por isso que nos recuperamos quando há uma fratura.

Com o passar do tempo, tais funções saem dos trilhos: a absorção de células velhas aumenta e a produção de novas diminui – o resultado é que os ossos ficam porosos e menos resistentes. Nas mulheres, a densidade ou massa óssea aumenta progressivamente até os 30 anos, quando os ossos são mais fortes. A taxa de perda óssea se acelera após a menopausa. Quando essa condição é leve, chama-se osteopenia e, quando se agrava, é a osteoporose, podendo provocar, inclusive, fraturas espontâneas até durante um acesso de tosse!

Engana-se quem pensa que se trata de uma doença típica de idosas, porque ela pode se manifestar bem antes e sua progressão é assintomática. Para diagnosticá-la, é preciso se submeter a uma densitometria óssea, indicada a partir dos 50 anos para quem tem um fator de risco ou uma fratura de fragilidade prévia. O declínio na produção de estrogênio está na lista de fatores de risco, mas se soma a outros, como álcool, tabagismo, deficiência de cálcio, baixo peso e sedentarismo – mas acho que o recado sobre se exercitar já está dado.

Este capítulo ficaria incompleto se não abordasse a importância da vitamina D, que ajuda o corpo a absorver o cálcio, mas tem uma atuação muito mais abrangente. Para começo de conversa, a vitamina D não é uma vitamina, e sim um hormônio produzido pelo corpo humano. Quando foi "batizada", acreditava-se que só poderia ser obtida pela alimentação, por isso ganhou a letra D, depois das vitaminas A, B e C.

À vitamina D é primariamente atribuído o papel de regulador da fisiologia osteomineral, em especial do metabolismo do cálcio, prevenindo a osteopenia/osteoporose e, consequentemente, o risco de fraturas ósseas. Além disso, está envolvida na homeostase de vários outros processos celulares, entre eles a modulação do sistema autoimune; o controle da pressão

O corpo

arterial; e, como participa da regulação dos processos de multiplicação e diferenciação celular, apresenta um possível papel antioncogênico, reduzindo a incidência de neoplasias. Por último, exerce influência na redução da resistência à insulina, ajudando indiretamente no controle saudável do peso, além dos efeitos benéficos para a pele, unhas e pelos.

A exposição ao sol é fundamental para a sua síntese, porque apenas de 10% a 20% da vitamina D necessária à adequada função do organismo provém da dieta. Em geral, a recomendação é de que quem tem pele clara, e não está acima do peso, deve tomar de 15 a 20 minutos por dia de sol expondo grande parte de seu corpo, como pernas, braços, abdômen e costas – a orientação é para aplicar o protetor solar apenas na região da face, do colo e em locais com manchas. Ao contrário do que antes se supunha, o melhor sol é aquele no período das 10h às 16h, pois os raios do começo da manhã ou do fim da tarde estão muito fracos e não têm a intensidade necessária para estimular sua produção. Pessoas obesas ou de pele negra demandam um maior tempo de exposição. Nos casos de contraindicação para pegar sol, converse com seu médico ou sua médica sobre a reposição de vitamina D via oral.

Espelho, espelho meu: como proteger a pele

A pele é uma espécie de espelho das nossas escolhas. Trata-se do órgão que mais reflete os efeitos da passagem do tempo, porque sua saúde e aparência estão diretamente relacionadas a hábitos alimentares, sono de qualidade e ao estilo de vida. Consumo excessivo de álcool, tabagismo, poluição, radiação ultravioleta – tradução: ficar torrando no sol – aceleram o relógio biológico. O aumento de peso e dos níveis de açúcar no sangue também são fatores que colaboram para o seu envelhecimento. Tudo somado, as funções fisiológicas normais da pele podem diminuir em 50% até a meia-idade, e então se transformar num indesejado cartão de visitas.

Menopausa

A radiação solar é, com certeza, um dos maiores inimigos da saúde da pele. Os raios penetram profundamente e seu efeito é cumulativo: o pacote inclui manchas, pintas, sardas, rugas e, o mais assustador, o risco aumentado para o câncer. Mantra até o fim dos dias: protetor solar, não saia de casa sem ele. A propósito, a Sociedade Brasileira de Dermatologia condena formalmente o bronzeamento artificial e a realização do procedimento por motivações estéticas é proibida no Brasil desde 2009.

O declínio hormonal tem impacto significativo, prejudicando a renovação celular. O resultado é o afinamento das camadas epidérmicas e dérmicas, e uma maior exposição dos capilares. Por isso, as pessoas costumam dizer que sua pele está fina como papel e a chance de se ferir aumenta. Há uma diminuição dos proteoglicanos, proteínas responsáveis por regular a estrutura da pele, provocando flacidez e o pregueamento. Além disso, a sensibilidade aumenta em relação à exposição ao sol.

Hidratação é fundamental: não apenas com o uso de cremes, mas, principalmente, através do consumo de água. Sobre os cremes, há uma infinidade de opções no mercado, para todos os tipos de pele – importante é lembrar que mesmo a oleosa necessita de proteção. Considere o uso de um hidratante mais clínico e menos "perfumaria", que pode ser à base de emolientes e umectantes, ou seja, substâncias que impedem a perda da água. No quesito banho, o ideal é optar pela água morna, e nunca por tempo prolongado, com a utilização de sabonetes líquidos cujo sistema de higienização seja menos agressivo. Se tiver uma base oleosa, vai limpar e contribuir para a hidratação.

Depois da menopausa, é comum que as mulheres se vejam às voltas com indesejáveis pelos faciais, que podem surgir no queixo ou no buço devido à queda na produção do estrógeno. A falta do hormônio afeta ainda os cabelos: o número de camadas de queratina depositadas sobre cada fio vai sendo desfalcado e as células dos folículos se tornam menos ativas, deixando-o fino e quebradiço. As células produtoras de pigmento também escasseiam, dando origem aos cabelos brancos. Um número crescente de mulheres vem optando por não os tingir, para se ver livre da química e da dependência de salões de beleza. O documentário *Branco&prata*, dirigido por Humberto Bassanelli, reúne os depoimentos de diversas mulheres que decidiram parar de pintar os cabelos, mostrando como uma simples opção estética mexe com todos à sua volta. O filme tem 38 minutos e está disponível on-line.

O mercado de cuidados com a cútis movimentou, em 2019, 38 bilhões de dólares; a expectativa é de que chegue a 72 bilhões em 2028, de acordo com a consultoria InsightACE Analytic. As empresas vêm fazendo *mea culpa* e querem riscar a palavra *antienvelhecimento* dos seus produtos. Não faz sentido usar o termo se começamos a envelhecer no dia em que nascemos. O que incomoda quase todas é a flacidez facial e do pescoço. Explicação científica: os coxins gordurosos, que estão localizados abaixo da superfície da pele, perdem volume e modificam o contorno facial. O rosto se torna encovado e surge aquela "expressão de buldogue", de bochechas flácidas. Embora o Brasil esteja em segundo lugar em procedimentos estéticos e a dermatologia cosmética disponha de recursos e ótimos profissionais, o país enfrenta um sério problema: pessoas não qualificadas vêm realizando tais procedimentos, agindo com total irresponsabilidade. Vale refletir: sentir-se bem não é, necessariamente, sentir-se mais jovem. Aliás, promessas de voltar aos 20 anos não são confiáveis – e você quer voltar aos 20?

Um elixir chamado sono

Visualize a possibilidade de, diariamente, ter à sua disposição um spa de primeira para desintoxicar corpo e mente. Imaginou? Pois esse é o resultado de uma boa noite de sono! Trata-se de uma área de pesquisa recente – historicamente, a Medicina se dedicava ao corpo em movimento, durante o dia, como se, à noite, ele entrasse num estado de passividade absoluta. No entanto, o cérebro está a toda nesse período!

Na linha de frente desse campo de estudo está a neurocientista dinamarquesa Maiken Nedergaard, que tem se dedicado a demonstrar a relação do sono com a preservação do cérebro. Sua

Menopausa

equipe descobriu um sistema de drenagem do órgão responsável por eliminar resíduos e, para usar uma imagem de fácil compreensão, pense numa espécie de "encanamento" que realiza, no cérebro, função semelhante à do sistema linfático, que é drenar as impurezas. Seu nome: sistema glinfático, porque atua de forma similar ao linfático, mas é administrado pelas células da glia, que têm, entre suas funções, a nutrição dos neurônios.

O mais interessante é que precisamos dormir para que isso ocorra: apenas o cérebro adormecido é capaz de limpar com eficiência os produtos residuais gerados durante a vigília ativa. Portanto, a privação das horas de descanso tem efeito prejudicial, e o declínio do estrogênio – sempre ele, não? – afeta a qualidade do sono. Quem enfrenta episódios de ondas de calor sabe muito bem o que é levantar-se esgotada. Para se ter uma ideia da dimensão do problema, selecionei alguns trabalhos sobre o assunto.

Em março de 2021, estudo divulgado no encontro anual da Endocrine Society mostrou que dificuldades para dormir podem contribuir para o aumento de peso na menopausa. Leilah Grant, pesquisadora do Brigham and Women's Hospital, ligado à Universidade Harvard, liderou um time que examinou a forma como as taxas de obesidade aumentam no período da pós-menopausa. A conclusão foi que a falta de estrogênio não é o único fator envolvido no processo, uma vez que apenas metade das mulheres engorda significativamente. Como os transtornos para dormir se intensificam nessa fase, foi feita uma experiência durante a qual um grupo de mulheres saudáveis, na pré-menopausa, teve o sono interrompido durante uma série de noites. O resultado era uma redução do gasto das gorduras do corpo.

Trabalho publicado em abril de 2021 na revista científica *Menopause* sugeriu que dormir mal é um fator de risco para a

O corpo

disfunção sexual – aliás, insônia e dificuldades sexuais andam de mãos dadas na menopausa. Em outra frente, cientistas do Cold Spring Harbor Laboratory, centro de pesquisas criado em 1890 de onde saíram oito prêmios Nobel, e da Universidade de Stanford mapearam o circuito do cérebro responsável por noites insones em situações de estresse e descobriram que, além de serem responsáveis por fazer você rolar na cama, as conexões neurais que disparam o gatilho da insônia provocam mudanças no sistema imunológico que debilitam as defesas do organismo. Para fechar a lista, pesquisa realizada no Reino Unido, que acompanhou 8 mil pessoas durante 25 anos, indica que dormir menos de seis horas por noite aumenta a probabilidade de desenvolver demência perto dos 80 anos.

Então, como ter acesso ao esplêndido spa que espera por nós todas as noites? É preciso descartar questões como apneia do sono, mas, de acordo com especialistas, embora causas clínicas como dores agudas ou crônicas e doenças neurológicas ou psiquiátricas sejam relevantes, aspectos comportamentais e condições inadequadas correspondem a 70% dos casos de insônia. O primeiro passo é romper o círculo vicioso de um estado de hipervigilância, que leva à crença de que não se vai dormir e se transforma numa profecia que se autorrealiza. A chamada "higiene do sono" tem algumas regrinhas:

1. Evite se exercitar à noite: o limite é duas horas antes de se deitar. Não durma com fome, mas fuja de refeições de difícil digestão, assim como de cafeína e tabaco. Bebidas alcoólicas parecem relaxar, mas tornam o sono superficial.

2. Cochilos durante o dia são prejudiciais. Ao evitar uma soneca, você mantém a "pressão" do sono e se sentirá mais fatigada à noite. Se não estiver se aguentando em

Menopausa

pé, estabeleça duas regras: não durma depois das 14h (é quase como se beliscasse antes da refeição) e limite em 20 minutos o descanso.

3. Luminosidade, temperatura e ruídos devem ser ajustados: o ambiente não pode ser claro, nem quente. Um friozinho na faixa entre 18 e 20 graus ajuda a desacelerar o metabolismo e, definitivamente, silêncio é fundamental. Cônjuges que roncam, filhos que vão para a cama dos pais e animais de estimação atrapalham a qualidade do sono. E deixe os equipamentos eletrônicos a distância!

4. Colchão e travesseiros têm que ser confortáveis e adequados. O papo de vendedor de que passamos um terço das nossas vidas na cama é a mais pura verdade.

5. É importante ter horários regulares para se deitar e acordar. Criar um ritual, como tomar chá, ajuda o corpo a entender que está indo dormir. Na seção sobre as emoções, vamos falar sobre meditação e outras técnicas de relaxamento que podem ser úteis.

Comida saudável, passaporte para o bem-estar

Em julho de 2021, a Sociedade Europeia de Cardiologia, que reúne profissionais de 150 países, divulgou documento recomendando a adoção de uma dieta alimentar composta, majoritariamente, por frutas, legumes e verduras – ela é conhecida como *plant-based*, ou seja, à base de plantas. A entidade detalhou, inclusive, a quantidade e a frequência ideais para a prevenção da aterosclerose, que é o acúmulo de placas de gordura nas paredes das artérias. Apesar do peso da genética, os fatores ambientais desempenham papel crucial no desenvolvimento da doença.

Como o conceito de *plant-based* é relativamente recente, é bom esclarecer

Menopausa

que não se trata de uma dieta vegana. A diferença entre os dois é que o veganismo exclui qualquer insumo de origem animal – e aí estamos falando não apenas de carnes, mas também de laticínios, ovos e mel – enquanto o cardápio à base de plantas dá preferência a esse tipo de alimento, mas não descarta os demais.

Em 1944, o ativista Donald Watson criou o termo *vegano* usando as três primeiras letras e as duas últimas da palavra "vegetarian". Naquele momento, formulava as bases de um estilo de vida que elimina, por questões éticas, o consumo de produtos de origem animal: além da comida, há impacto no vestuário e na decoração, como o uso de roupas e móveis que utilizem couro. Já a dieta à base de plantas privilegia alimentos frescos, não processados, como legumes, verduras e frutas; grãos integrais; oleaginosas (nozes, castanhas e amêndoas); e sementes. Por fim, inclui o consumo moderado de carnes, ovos e laticínios. O objetivo é fornecer ao organismo todos os elementos de que ele precisa para se manter saudável.

Esclarecimento feito, o que a Sociedade Europeia de Cardiologia pretende é estimular que as pessoas transformem as hortaliças, isto é, as plantas cultivadas em hortas, na base da sua alimentação. O comedimento deve pautar a ingestão de laticínios e proteínas de origem animal: no máximo duas porções de 100 gramas de carne vermelha por semana; até três porções de 100 gramas de carne de ave; e de duas a quatro porções de 150 gramas de peixe. Para as chocólatras, o recomendado é ingerir só dez gramas de chocolate amargo por dia.

Como as mulheres vêm bebendo mais nos últimos anos, vale registar a advertência da Associação Europeia para o Estudo da Obesidade, que alertou que o consumo acima de sete gramas de álcool por dia está associado ao aumento do risco de síndrome metabólica – recapitulando, esse

O corpo

bicho-papão que nos assombra a partir da perimenopausa engloba hipertensão arterial, nível elevado de açúcar no sangue, excesso de gordura corporal em torno da cintura e níveis anormais de colesterol. Neste cenário, aumentam as chances do surgimento de doença coronariana, diabetes e da ocorrência de derrames. Diversos tipos de câncer também estão associados à ingestão de álcool.

Para se ter ideia do teor alcoólico das bebidas, uma taça pequena de vinho (100 ml), uma lata de cerveja (375 ml) ou uma dose de uísque (30 ml) têm dez gramas de álcool puro. A OMS adverte que ninguém deve passar de dois drinques por dia, o que é controverso, já que não há um patamar seguro que se aplique sem distinção a todos os indivíduos. E pense na quantidade de calorias: uma taça de vinho tem cerca de 100 calorias; uma latinha de cerveja, 150; uma caipirinha com vodca e açúcar, 300!

Álcool, alimentos ultraprocessados, gorduras e medicamentos são substâncias que, somadas, agridem nossa microbiota, ou flora intestinal, causando seu desequilíbrio: a disbiose. Composta de trilhões de microrganismos, como bactérias, arqueas, leveduras e fungos, ela regula a barreira intestinal, protegendo o organismo de patógenos; ajuda na absorção de nutrientes; e estimula o sistema imunológico, entre outras funções. Somos realmente o que comemos e a melhor forma de obter os nutrientes é por meio de uma alimentação natural.

Afinal, reposição hormonal é para todas?

Oito capítulos depois de esmiuçar os sintomas produzidos pelo declínio da produção do estrogênio, vem a pergunta essencial: será que a terapia hormonal da menopausa (THM) – popularmente conhecida como "reposição hormonal" – é uma panaceia para todos os males? Nossa guia será a endocrinologista Flavia Barbosa, mestre e doutora em Endocrinologia pela UFRJ e membro da Sociedade Brasileira de Diabetes e da Sociedade Brasileira de Endocrinologia e Metabologia. Ela diz que a THM com estrogênio e progesterona é o tratamento mais eficaz para os sintomas do climatério e demonstrou prevenir perda

Menopausa

óssea e fraturas. "Os benefícios podem exceder os riscos para a maioria das mulheres pós-menopáusicas sintomáticas que têm menos de 60 anos ou com menos de 10 anos desde o início da menopausa", afirma, enfatizando que a terapia tem que ser individualizada com base em fatores clínicos e precedida do rastreamento de risco cardiovascular e câncer de mama. Para as pacientes histerectomizadas (que retiraram o útero), o tratamento é feito apenas com estrogênio. Reavaliações periódicas são mandatórias para todas.

A terapia hormonal pode ser iniciada na fase de transição da perimenopausa, período durante o qual se dá o aumento da irregularidade do ciclo menstrual. Além dos fogachos, a menstruação pode se tornar até frequente e excessiva ou espaçada, e sabemos como o somatório de desconfortos afeta a qualidade de vida. O estrogênio pode ser administrado por via oral (comprimidos) e percutânea (adesivos ou gel). A via transdérmica é a mais segura porque reduz o risco pró-trombótico e a descompensação da pressão arterial. A progesterona pode ser prescrita como comprimido oral ou óvulo intravaginal, ou ainda ser usada através do sistema de liberação intrauterina.

Pacientes com histórico pessoal de câncer de mama, de diversos subtipos de câncer endometrial, doença coronariana prévia ou mutação pró-trombótica não devem receber THM. No caso da presença de fatores de risco para trombose ou doença coronariana, como obesidade ou tabagismo, a terapia hormonal tem que ser escolhida de forma a minimizar tais possibilidades e o monitoramento deve ser intensivo. Para Flavia, desde que bem indicada e dentro da chamada janela de oportunidade, que são os primeiros anos após a menopausa, ela traz benefícios adicionais, como a redução da perda da massa óssea, do risco de câncer colorretal e a prevenção de sarcopenia, que engloba perda de massa

O corpo

muscular, força muscular e desempenho físico e tende a se agravar com o envelhecimento.

Para aquelas que, apesar dos sintomas, preferem não adotar a terapia hormonal, há opções como o estrogênio vaginal de baixa dosagem e o ospemifeno (medicamento indicado para ressecamento, ardência e dor na relação sexual), além de hidratantes e lubrificantes vaginais – como será detalhado na seção sobre sexo. Um dos grandes temores que envolvem a reposição é o risco de desenvolver câncer de mama depois de um período prolongado de uso. A endocrinologista explica que, com base em resultados de pesquisas, não é possível fornecer instruções precisas sobre a duração da utilização: "não há necessidade de impor um limite na duração da terapia, desde que uma dose mínima eficaz seja usada e as pacientes estejam cientes dos benefícios e riscos potenciais do tratamento. A chance de incidência de câncer de mama está diretamente relacionada ao tipo de terapia escolhida, sendo a progesterona micronizada a mais indicada, preferencialmente com estrogênio transdérmico. Se não houver ocorrência de novas doenças e o acompanhamento clínico for regular, é seguro continuar a THM".

A testosterona é um capítulo à parte nessa questão, porque seu uso obedece a indicações precisas, embora estejamos assistindo a um modismo de utilizá-la como um "chip da beleza" ou "chip do prazer", com efeitos colaterais perigosos. Começando pelo que está nos bons manuais de Medicina, sua indicação é para mulheres pós-menopáusicas com Transtorno do Desejo Sexual Hipoativo, quando há ausência persistente da falta de desejo. A médica Flavia Barbosa explica que estudos clínicos relatam alguma eficácia e segurança no curto prazo, mas ressalva que não existem trabalhos que detalhem as consequências de sua utilização além de 24 meses de tratamento. Como os dados científicos são insuficientes, pacientes

Menopausa

na pós-menopausa com suplementação de estrogênio adequada podem se valer da testosterona por um período de três a seis meses para avaliação dos resultados.

Vamos agora nos debruçar sobre o grande bazar das promessas para turbinar o sexo, como o rejuvenescimento íntimo, tema abordado anteriormente no capítulo "O que acontece com o sistema reprodutor". O "chip do prazer" é um implante subcutâneo de gestrinona cujo objetivo é aumentar a libido, a disposição física e o ganho de massa muscular. Entretanto, não é isento de complicações, e faço uma pequena lista: aumento do colesterol e risco cardíaco (em português claro, maior chance de infarto); engrossamento da voz; inchaço; acne; enfraquecimento e perda dos cabelos; aumento do clitóris.

Terapia hormonal não é uma varinha mágica, nem se propõe a resolver problemas antigos, como uma vida sexual ruim. Pelos depoimentos que colhi, a certeza é de que cada caso é único. Thereza, por exemplo, parou de menstruar no fim de 2020 e não sofreu com as temidas ondas de calor, mas sim com um esgotamento físico incompatível com seu histórico de executiva, mas decidiu não fazer reposição hormonal: "entendo que quem sofre com sintomas pesados opte pelo tratamento, mas não quero para mim. A ideia de envelhecer não me assusta".

Já Alexia notou, por volta dos 49 anos, uma mudança no fluxo, que se tornou menos intenso e com duração menor, mas os exames laboratoriais não apresentavam mudanças nas suas taxas. Fisioterapeuta e adepta de um estilo de vida alternativo, era contra a terapia hormonal. "Comecei pela acupuntura e ayurveda voltadas para esse tipo de situação, mas, um ano depois de a menstruação parar, acabei mudando de ideia. Tinha uma paciente em processo semelhante que fazia reposição hormonal e sua energia e vitalidade eram evidentes".

O corpo

Procurou uma ginecologista adepta da medicina integrativa e se lembra bem de uma imagem usada pela médica, quando disse que, nos primeiros cinco anos depois da menopausa, é como se estivéssemos em queda livre, e a reposição funcionaria como um paraquedas para suavizar o pouso. "A acupuntura e a ayurveda ajudaram, mas o paraquedas só abriu com a reposição hormonal. Não se trata de parecer ter 30 anos, e sim de dar conta de todas as atribuições de uma mulher de 50 no mundo de hoje. Foi um pacto com a saúde do futuro", sintetiza. Não tenho a pretensão de esgotar o assunto dos cuidados com a saúde. A pessoa mais indicada para acompanhar as mudanças é você mesma, seja uma sentinela atenta.

As emoções

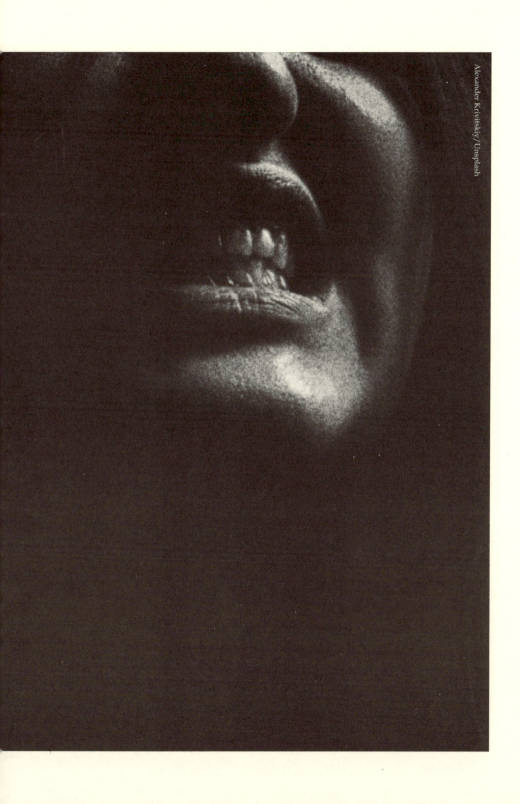

No meio
do turbilhão

Avoamento. Esquecimento. Onde estão as chaves, os óculos, a lista que acabei de fazer para lembrar o que comprar? Sim, tudo isso é possível a partir da perimenopausa, atrapalhando a concentração no trabalho e até ao assistir à TV. Aliás, antes que eu me esqueça: as oscilações de humor vão deixar sua irritabilidade nas alturas! As mais tensas podem imaginar um quadro de demência rondando suas mentes, mas o cenário é fruto do declínio de produção do estrogênio e da testosterona, que desempenham um papel importante na capacidade cognitiva e na memória.

O estrogênio estimula o cérebro e mantém os neurônios afiados: auxilia no

Menopausa

crescimento de novas células e ajuda as existentes a formar outras conexões. Sem ele, entramos numa espécie de estado de privação, o que pode desencadear, como vimos, ondas de calor e sudorese noturna, ansiedade e depressão. A testosterona tem um efeito neuroprotetor, de preservação das funções cognitivas, por isso seus níveis baixos interferem na memória, em manter o foco e reter informações.

Em 2019, uma pesquisa realizada no Reino Unido pelo Chartered Institute of Personnel Development (CIPD), associação que reúne gestores de recursos humanos, mostrou que 59% das mulheres entre os 45 e 55 anos declaravam que os sintomas tinham impacto negativo em sua vida profissional: 65% disseram que a concentração havia diminuído; 58% experimentavam mais estresse; 52% relataram ter menos paciência com clientes e colegas; e 30% chegaram a tirar algum tipo de licença médica. Imagine, por exemplo, uma sucessão de noites durante as quais o sono é interrompido por suores noturnos que resultam em manhãs sem disposição para nada!

Apenas um quarto das que haviam necessitado de licença afirmava ter coragem de discutir o assunto com a chefia, o que levou a entidade a lançar um guia para quebrar o silêncio que impera sobre o tema no mundo corporativo. Dependendo da gravidade dos sintomas e da falta de apoio no ambiente de trabalho, muitas podem abandonar o emprego e comprometer seu futuro, como veremos no capítulo "Seu caminho pelo mundo, você mesma faça" da seção "O segundo ato".

Cada jornada é única. Alexia, por exemplo, lembra que teve momentos de melancolia que surgiam do nada. Valentina reconhece que o marido se tornou o alvo preferencial da sua falta de paciência. Thereza me descreveu um sentimento de luto bem peculiar: "a maior perda é a impossibilidade de procriar. Não que quisesse ter mais filhos, mas gerar outro ser humano é uma experiência fantástica. Amamentei minha filha

As emoções

durante sete meses: ela só se alimentava no meu peito, eu a via crescer e ficar forte, me sentia absolutamente poderosa".

É natural que tantas mudanças gerem insegurança, mas não perca de vista que o climatério não é uma doença, e sim uma nova etapa na qual você terá que investir no autocuidado, o que inclui alimentação saudável, atividade física e sono de qualidade, os grandes aliados do cérebro. Há mulheres que não se dão conta de que já se encontram nessa fase e, ao relatar sintomas como ansiedade e insônia, acabam recebendo prescrições para ansiolíticos antes de pensar em fazer mudanças no estilo de vida.

Cérebro feminino, ainda um desconhecido

A doença de Alzheimer representa entre 60% e 70% dos diagnósticos de casos de demência e aproximadamente dois terços dos pacientes são mulheres. A preocupação feminina com a saúde mental faz todo sentido e conscientização é uma ferramenta eficiente para zelar por ela. A Conferência da Associação Internacional do Alzheimer de 2021 divulgou que fatores de risco para o desenvolvimento de demências, como altos índices de gordura corporal e açúcar no sangue, além do tabagismo, contribuirão com um aumento de 6,8 milhões de pacientes até 2050, quando a OMS estima que o planeta baterá a marca de 152 milhões de enfermos.

Menopausa

Mas por que somos vítimas preferenciais do Alzheimer? O fato de vivermos mais pesa, porque a chance de sofrer de demência aumenta com a idade, mas essa não é a única resposta e há cientistas querendo tirar a limpo a questão. Embora a abordagem central para a doença de Alzheimer seja biológica, não há dúvidas sobre o efeito de outros aspectos – socioculturais, comportamentais e do meio ambiente – na vida dos seres humanos.

O termo *expossoma* foi cunhado em 2005 para designar a totalidade das situações às quais o ser humano fica exposto durante sua trajetória, da concepção à morte. O conceito se baseia em três domínios, começando pelo interno, que é exclusivo do indivíduo: idade, fisiologia, genoma. Os outros dois são as condições externas gerais (socioeconômicas e sociodemográficas); e as externas específicas, como dieta alimentar, ocupação, estilo de vida. Esse é o campo de estudo da médica norte-americana Amy Kind, professora do departamento de geriatria e gerontologia da Universidade de Wisconsin, que argumenta que não se pode ignorar a associação entre o acúmulo de influências do ambiente e as respostas biológicas – há uma ligação direta entre viver numa área em desvantagem e a saúde do cérebro.

Esse é também o ponto defendido pelo Women's Brain Project, criado em 2016, que quer aprofundar a discussão sobre as diferenças de gênero e sua relação com problemas neurológicos e psiquiátricos. Quem está na linha de frente da iniciativa é a médica Antonella Santuccione Chadha, sua cofundadora e CEO, que levanta dúvidas sobre o que está por trás do fato de as mulheres serem mais afetadas pelo Alzheimer e apresentarem um declínio cognitivo rápido: "temos que investigar para distinguir o que é biológico e o que é social, e se temos uma combinação dos dois fatores", costuma enfatizar em entrevistas.

As emoções

Um de seus exemplos preferidos é o da educação, considerada um elemento de proteção contra o Alzheimer. No entanto, historicamente, o nível educacional das mulheres é menor e, em várias partes do mundo, há barreiras para impedir seu acesso à instrução. Além da questão hormonal, cuja produção declina a partir da meia-idade, há aspectos socioculturais que representam um risco extra. A função de cuidadora, quase sempre delegada a um membro da família do sexo feminino, se constitui num enorme desgaste: lidar com a decadência física e mental de um ente querido é um trabalho ininterrupto e raramente remunerado, que impacta a saúde de quem cuida e pode estar relacionado a uma chance maior de desenvolver demência.

A comunidade científica já se conscientizou de que a maioria dos estudos não preza a diversidade. Na prática, isso quer dizer que a maior parte de medicamentos e tratamentos é elaborada a partir de estudos clínicos realizados com homens brancos com menos de 60 anos – o que significaria que o atendimento da maior parte da população do planeta está bem longe de ser algo sob medida. A literatura médica registra doenças neurológicas e psiquiátricas que atingem as mulheres de forma diferente, mas, mesmo assim, tal característica não é levada em conta nas pesquisas. Por isso o Women's Brain Project defende o que chama de medicina de precisão, personalizada. Está na hora de entender melhor o que se passa no cérebro feminino.

Em busca
do equilíbrio

Cada pessoa tem um ritmo próprio de envelhecimento, no qual a genética desempenha papel relevante, mas não determinante. Estilo de vida, estresse e traumas emocionais, assim como doenças que tenhamos contraído, interferem em nossa idade biológica, em nível celular. Ter uma visão positiva da vida faz muita diferença, porque influi nas mensagens que o cérebro envia para o organismo.

A busca do equilíbrio e a construção de autoestima e autoconfiança são a missão de uma vida. Não existe uma fórmula mágica, mas todos os caminhos passam por autoconhecimento e respeito por si mesma. Beatriz conta que há

Menopausa

cinco anos se programou para acordar uma hora antes do habitual: "reservo esse tempo para mim. Posso meditar, orar ou ler o trecho de um livro, coisa que não consigo à noite. Trato como uma obrigação: se fosse para os outros, eu faria; então, por que não dedicar a mim?". Ela visualiza a agenda daquele dia e tenta canalizar pensamos positivos para a jornada que se inicia: "quando criança, li *Pollyanna* e incorporei o 'jogo do contente'. Prefiro não me fixar no caos, e sim no que dá para fazer para melhorar as coisas".

Nesse livro, escrito em 1913 por Eleanor H. Porter, a pequena heroína aprende com o pai, que é missionário, um jogo que consiste em extrair sempre algo de bom da adversidade. A brincadeira tem início quando ela pede uma boneca de presente, mas recebe um par de muletas na remessa enviada para a missão; o pai, no entanto, a convence de que o fato de não precisar delas é motivo para ficar feliz.

Luana tem 46 anos. Sua mãe morreu há quatro, vítima de câncer de mama. Foi um luto duríssimo, durante o qual teve que utilizar antidepressivos. Solteira e sem filhos, sentia-se a caminho da recuperação quando a pandemia do coronavírus a golpeou, mas afirma que um tripé a sustenta: espiritualidade, terapia e academia. "Acredito na fé e acredito no exercício. Além disso, faço terapia há sete anos e acho que deveria ter começado até antes. Às vezes é bem doído, mas me ajudou muito no processo de autoconhecimento e no enfrentamento das situações difíceis", ensina.

Cuidar de corpo, mente e espírito – Luana não poderia estar mais bem encaminhada. Pesquisadores publicaram estudo na revista científica *Journal of Alzheimer's Disease*, em março de 2021, sobre a importância do bem-estar espiritual para preservar as funções cognitivas. De acordo com o trabalho, a simples prática de 12 minutos diários de meditação Kirtan Kryia é capaz de trazer inúmeros benefícios físicos e psíquicos.

As emoções

Quando se fala em manejo do estresse, temos dois caminhos: mudar o meio externo que nos afeta, o que nem sempre é possível; ou transformar nossa experiência interna, o que está ao nosso alcance. O primeiro passo é ter consciência sobre o que nos perturba, reconhecer o que dispara os gatilhos que nos jogam no caldeirão do medo e da ansiedade. Assim podemos construir uma barreira de proteção e desenvolver técnicas para lidar com o problema. Sugestões? Estar em contato com a natureza. Abraçar a espiritualidade, laica ou religiosa. Praticar meditação ou *mindfulness* – há diversos tutoriais para iniciantes na internet. Sobre a meditação, vale registrar que a palavra tem origem no latim *meditare*, que significa voltar-se para o centro, isto é, buscar o equilíbrio.

As relações

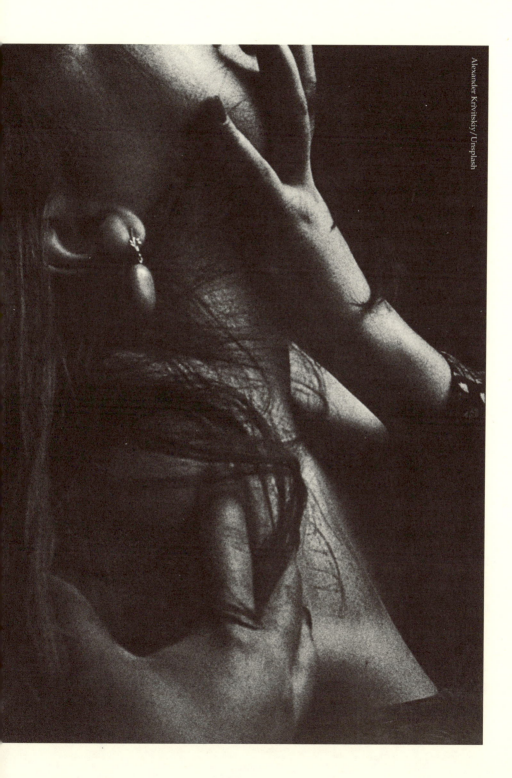

Alexander Krivitskiy/Unsplash

Quem cuida
de quem cuida?

Maria vive uma fase de realizações: é bem-sucedida profissionalmente e concretizou o sonho de se mudar para uma casa, mas reconhece que se sente sobrecarregada o tempo todo. A prioridade é a filha, adolescente de 16 anos, com todos os altos e baixos a que tem direito: "vivo na corda bamba entre dar espaço e criar limites". Ainda está se acostumando com a convivência com a sogra, que agora mora com a família, e é responsável pela administração doméstica, que vai do vencimento das contas e compras do supermercado à reforma que ela e o marido fizeram na residência. "Se não estou bem, tudo desanda, e só eu cuido de mim, por isso me

Menopausa

impus uma rotina mais saudável de alimentação e exercícios. Estava insatisfeita com o meu corpo e agora vou à academia pelo menos três vezes por semana. Decidi também que não vou ficar remoendo ou alimentando conflitos: simplesmente dou um basta e aviso que não vou tolerar a situação", revela. Aos 45 anos, diz que a menstruação se mantém regular e a tensão pré-menstrual, a famigerada TPM, continua fortíssima. Não sabe como será seu climatério, mas brinca sobre eventuais futuros sintomas: "de oscilação de humor, eu entendo". Seu principal problema é o sono: sente-se "emparedada", mas não consegue se livrar da combinação de um ansiolítico e um anti-depressivo. Conhece os riscos atrelados aos remédios e a meta é diminuir a medicação até se livrar dela.

Por opção, Adriana não se casou nem teve filhos. Afirma que, além de não querer perder sua liberdade, conhecia um número suficiente de casais disfuncionais que serviram para desencorajá-la, e teve alguns relacionamentos desgastantes que foram "lições bastante eficazes", ironiza. O fim dessa trajetória de independência ocorreu depois que o pai sofreu uma queda séria que o levou a ficar internado por 17 dias. Sem se recuperar totalmente, começou a apresentar um quadro de declínio cognitivo. Adriana passa a semana com os pais – ajuda a mãe que não teria como cuidar sozinha do marido. Felizmente já estava aposentada e tinha comprado um apartamento, porque teve que abrir mão de continuar trabalhando e se tornou a principal cuidadora familiar. "A doença dele não estava no script e desestruturou meus planos. Vou para minha casa no fim de semana e passo no máximo um dia ou dois lá, quando meus irmãos me substituem", conta.

Cuidar é verbo feminino que não se retrai com o passar dos anos; ao contrário, vai se ramificando e ganhando desdobramentos. Quando se entra na faixa dos 40 anos, com a vida cheia de compromissos pessoais, demandas familiares e

As relações

profissionais, os pais idosos podem precisar de você. Reuniões têm que ser desmarcadas porque um deles não se sente bem; são horas fora do escritório para acompanhar uma consulta; o sentimento de exaustão pela jornada estendida pesa. Embora seja cada vez mais comum, esse é um tópico ignorado pelas empresas, mas será preciso que executivos e patrões entendam a necessidade de apoiar quem desempenha tal função.

O que fazer quando os papéis se invertem? Marta Pessoa escreveu *É tempo de cuidar – eles envelheceram: e agora?* com base em sua experiência. Num curto intervalo, tornou-se a cuidadora do pai, que sofrera um AVC; da mãe, que teve um câncer agressivo; e da babá que a acompanhou quando criança. Ensina que o "nascimento" de um idoso frágil desencadeia uma série perguntas. Ele pode viver sozinho? Se não, onde vai morar? Há dinheiro para bancar as despesas? E completa: "há perguntas que são feitas de uma forma introspectiva. Estou preparada? Farei isto sozinha? Alguém vai querer e/ou poder ajudar?".

Há quem tenha deixado a maternidade para a maturidade, engravidando ou adotando depois dos 40 – haja energia para dar conta de festinhas de aniversário e reuniões na escola. E não vamos nos esquecer das jovens avós que não chegaram aos 50! Eu mesma me tornei avó com 52 anos e sou muito grata a meu filho, já que poderei aproveitar por mais tempo Gabriel, esse presente que ele me deu. Entretanto, é preciso lembrar que, se estar com os netos rejuvenesce, revigora os laços familiares e alimenta um sentido de propósito na vida, isso não é sinônimo de se tornar babá em regime integral, função que leva ao esgotamento. Mais grave é a situação que envolve ajuda financeira, capaz de drenar suas economias e comprometer o futuro. É fascinante que experiências tão distintas possam ocorrer no período entre a perimenopausa e a pós-menopausa, mas o roteiro vale para todas: cuide-se para conseguir cuidar dos outros.

Relacionamentos em crise

Numa fase durante a qual há tantas mudanças, é relativamente comum que casamentos entrem em crise e se desfaçam, ainda mais quando os filhos estão entrando na adolescência e não demandam a atenção e energia de quando eram pequenos. É quase como se o casal, quando aliviado do peso das funções parentais, perdesse o prumo. Que caminho seguir: dar um fim ao relacionamento ou tentar reconstrui-lo? Às vezes passamos anos imaginando que, depois de tanto tempo de sacrifícios e dedicação, não há como dar um basta na relação. E assim vamos carregando um peso morto que envenena o dia a dia e nos impede de buscar novas

Menopausa

experiências e realizações. Por outro lado, laços antigos não são rompidos tão facilmente e, quando há afeto, talvez valha a pena investir num recomeço.

Cada história é única, mas um bom termômetro de crise é o sexo, ou melhor, a falta dele. A terapeuta Kimberly Anderson afirma que o desejo se manifesta em três dimensões: biológica, social e psicológica. Quando somos jovens, a manifestação fisiológica impera: sabemos como o tesão alimenta até ligações tóxicas. O componente social vem das mensagens que internalizamos, como família, cultura e religião. Finalmente, o aspecto psicológico está associado à qualidade do relacionamento não sexual do casal. Se há abusos físicos ou verbais, sarcasmo e menosprezo, o resultado é raiva, ressentimento, distanciamento. "A maioria das pessoas quer ter uma conexão com o parceiro ou parceira", ela diz, "mas se as interações são negativas, a frequência e a qualidade do sexo diminuem. As mulheres dizem: 'ele me ignora o dia todo e quer transar à noite?'; enquanto os homens acusam: 'ela me critica sempre, por que iria procurá-la à noite?'. Muitos casais acham mais cômodo deixar de fazer sexo do que discutir esses sentimentos."

Também acontece de você estar longe de se sentir feliz, mas se contentar com o argumento de que pelo menos tem uma rotina previsível. Pensar em sair da zona de conforto faz soar vários alarmes, como o medo de ficar só ou de a situação financeira se tornar instável. São questões relevantes, porque uma separação se dá em quatro níveis: legal, financeiro, emocional e social. Há reflexos que vão de ajustes no padrão de vida ao afastamento de amigos, por isso é fundamental esgotar as opções de diálogo antes da decisão. E que conversas são essas?

As pessoas se preocupam com as perguntas que devemos nos fazer para garantir uma união feliz: se há afinidades, se as diferenças de temperamento poderão se tornar um empecilho

76

As relações

e por aí vai. No entanto, na hora em que a convivência parece estar indo para o vinagre, pouca gente se dispõe a fazer um levantamento desapaixonado dos prós e contras da situação. Há alguns anos, escrevi uma coluna para meu blog "Longevidade: modo de usar", que é publicado pelo portal de notícias G1, a partir de uma reportagem do jornal *The New York Times* que listava 11 indagações para serem feitas no meio da crise. Separei cinco que merecem reflexão:

1. *Você tem certeza de que suas preocupações e queixas foram comunicadas com clareza?* Segundo a terapeuta Sherry Amatenstein, a maioria só ouve de 30% a 35% do que lhes é dito. Muitas vezes a pessoa prefere se calar e alimentar o ressentimento em vez de pôr todas as cartas na mesa. Isso inclui, por exemplo, as expectativas em relação ao papel de cada um, como quem vai ser o provedor da casa. Talvez ainda dê tempo de dizer ao outro o que está entalado na garganta.

2. *Se há um meio de salvar o casamento, qual seria?* O exercício foi proposto pelo reverendo Kevin Wright: faça uma coluna com a lista do que seria preciso para salvar a vida a dois; e outra com o que seu marido deveria fazer. O casal tem que realizar o mesmo exercício separadamente e compartilhar as respostas. Talvez você descubra que concorda mais do que discorda.

3. *Você tem certeza de que será mais feliz sem a pessoa que está a seu lado?* A convivência é feita de inúmeros fatores. Às vezes o sexo deixa a desejar, mas a companhia e a família superam a falta de intimidade física. A questão é: o que é mais importante?

4. *Qual é o seu maior medo ao terminar o relacionamento?* Será que é ficar sozinha pelo resto da vida? Afastar-se dos

filhos? Ser prejudicada financeiramente? Ter clareza sobre os temores influencia a decisão. De novo, trata-se de saber o que é relevante. É claro que a perspectiva de um divórcio aumenta o sentimento de fracasso, mas o pior é seguir em frente numa relação doentia.

5. *Você está preparada para o estresse financeiro e as mudanças na rotina que um divórcio traz?* A psicoterapeuta Nancy Colier aconselha aos pacientes que pensem logo na questão material e façam uma previsão realista do baque nas finanças. Algo como um choque de realidade.

Ninguém tem que estar destinada a uma existência miserável porque se separou. Na verdade, você pode escolher entre mergulhar num pântano de amargura ou investir em novos caminhos para ser feliz. Em primeiro lugar, não se defina como uma divorciada, nem encare o fim do casamento como um fracasso pessoal. No lugar disso, comece a fazer planos para povoar esse território recém-conquistado. Aliás, quanto mais souber sobre os motivos pelos quais está se separando, maior a chance de não repetir o erro numa próxima.

De volta
ao jogo amoroso,
mas com
novas regras

A antropóloga Astrid Bant, representante do Fundo de População das Nações Unidas, declarou em entrevista ao jornal *Folha de S.Paulo* que nunca esteve num lugar como o Brasil, no qual houvesse tanta pressão para que a mulher seja bonita – pressão que continua até quando ela envelhece: "os avanços são corroídos pela visão da mulher como um ser que precisa dar prazer aos homens", avaliou.

Não é o tipo de declaração que dá um frio na espinha? Pense bem: você quer estar ao lado de alguém que a vê como uma espécie de boneca viva? Se viveu essa experiência, provavelmente não quer repeti-la. Não fique pessimista

Menopausa

em relação às chances de um envolvimento amoroso, lembre-se dos alicerces que dão sustentação a um relacionamento. Atributos físicos não sustentam a convivência, enquanto qualidades como honestidade, respeito e confiança são objeto de consumo deles e delas – principalmente quando amadurecemos e não são os hormônios que comandam o espetáculo. Cerque-se de gente que pense assim.

Não caia na armadilha de deixar que a solidão embace sua capacidade de julgamento. Sinais inequívocos de grosseria ou violência de um possível pretendente não podem ser minimizados! Aproveite esse tempo sozinha para aprofundar o autoconhecimento. Perguntas que todas devemos nos fazer: que características minhas eu aprecio? Entre as coisas que faço, o que me traz satisfação? Saber as respostas nos ajuda a selecionar um parceiro ou uma parceira com afinidades. Estar bem consigo mesma funciona como um ímã para atrair a atenção dos outros.

E quando se embarca numa relação com alguém que já tenha prole? É preciso equilíbrio para não se sentir excluída de uma história da qual você (ainda) não faz parte, nem cair na tentação de disputar território, ensina a norte-americana Kate Kaufmann em *Você tem filhos? – Como as mulheres vivem quando a resposta é não*. No caso de Bárbara, a intuição ajudou. Ela conheceu o casal de enteados quando eram adolescentes, com 15 e 13 anos. Havia enfrentado uma experiência ruim com a mulher com quem o pai se casara depois de se separar da sua mãe. "Eu sabia muito bem o que era não se sentir acolhida. Desde o começo, intuitivamente, me mostrei acessível e disponível, era o que gostaria que tivesse acontecido comigo. A menina logo se tornou uma aliada e, aos poucos, fui conquistando o caçula", afirma. Dezoito anos depois, se descreve como uma "madrasta coruja demais".

Pesquisas internacionais mostram que mulheres com níveis mais altos de educação têm maior probabilidade de

As relações

adiar a gravidez ou nunca procriar. De acordo com um desses estudos, a cada nível acadêmico que uma mulher completa (bacharelado, mestrado, doutorado), embora o leque de oportunidades cresça, suas chances de permanecer sem filhos aumentam em 14%.

Segundo os papéis tradicionais de gênero que ainda vigoram, homens com filhos são vistos como funcionários estáveis e comprometidos, com famílias para sustentar, enquanto as mães precisam de tempo para cuidar dos rebentos – uma mulher sem filhos estaria inclinada a trabalhar mais horas do que outra ocupada com a maternidade. Não é à toa que, ao ter um bebê, o salário do pai aumenta 6%. A mãe, por outro lado, perde 4% a cada criança que dá à luz. Desigualdade e o esforço leonino para conseguir um lugar ao sol são temas da seção "O segundo ato".

O sexo

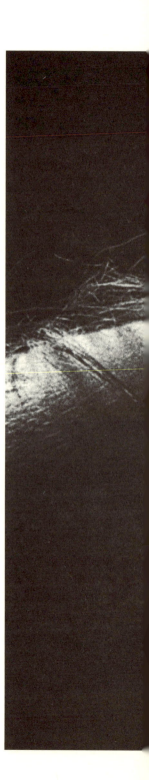

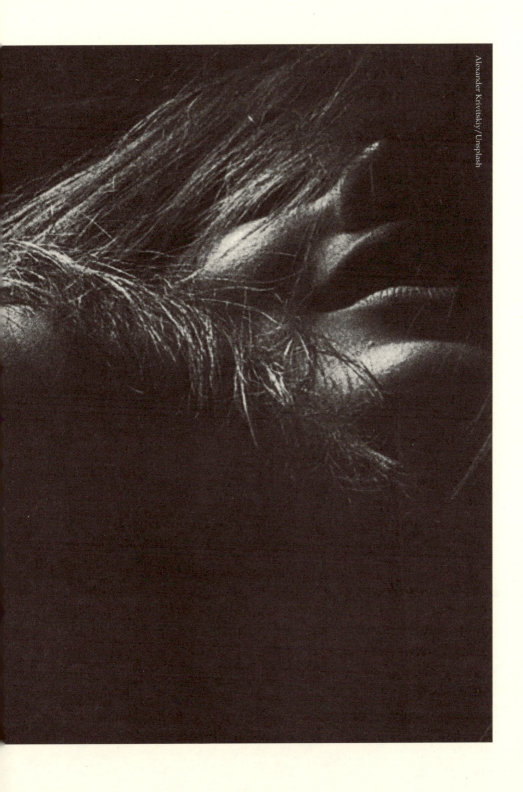

Alexander Krivitskiy/Unsplash

Você não precisa sentir desconforto

Sabemos, mas não custa repetir porque parece que, com o tempo, a gente esquece: sexo alivia o estresse, melhora a circulação, faz bem para o coração, fortalece os músculos da região pélvica e o sistema imunológico, queima calorias, alimenta o relacionamento a dois – e a lista está incompleta. Por isso, chega a soar como ironia: depois dos 40, quando temos mais experiência, quando conhecemos bem nosso corpo e nossas vontades, e quando provavelmente faremos o melhor sexo de nossas vidas, os hormônios começam a falhar e ameaçam tudo o que conquistamos. Temos que reescrever essa narrativa. Afinal, se a menopausa deixa a

Menopausa

mulher menos lubrificada, por outro lado, fazer sexo com mais frequência estimula a lubrificação vaginal. Isso porque ele aumenta o fluxo de sangue na região, mantendo os tecidos vaginais saudáveis. Portanto, prepare-se para criar um círculo virtuoso!

É verdade que a sexualidade humana está longe de se resumir a uma questão física. Variáveis como a qualidade do relacionamento de um casal, estresse ou baixa autoestima também interferem no delicado equilíbrio do desejo, mas, na perimenopausa, outros elementos se somam na equação. Lidar com a diminuição da libido pode ganhar contornos dramáticos se a relação sexual se torna desconfortável, até dolorosa, por causa da falta de lubrificação vaginal. No entanto, tal condição não se restringe a essa fase: pessoas que fazem uso de anti-histamínicos, antidepressivos, ou que sofrem de transtornos imunológicos podem enfrentar o problema.

Muita calma nessa hora, porque há um pequeno arsenal para trabalhar a favor da causa feminina. Para começar, não encare com reservas uma pequena ajuda da indústria farmacêutica e saia do negacionismo no estilo "não-vou-precisar-disso". Aliás, quem ficar com vergonha de avaliar os produtos disponíveis nas farmácias poderá analisá-los sem pressa na internet. Os hidratantes intravaginais são indicados para quem sofre com um incômodo diário, como ardor, coceira e infecções – muitas mulheres descrevem a sensação de estar com a parede da vagina tão fina que parece que ela vai sofrer uma fissura. Os produtos não contêm hormônio e têm efeito prolongado – cada aplicação dura cerca de três dias –, restaurando a umidade natural da região. Embora não haja necessidade de prescrição, é importante conversar com o(a) ginecologista para avaliar a adequação ao seu caso.

Já os lubrificantes aliviam a sensação de dor e o desconforto durante o ato sexual e a masturbação, principalmente se são utilizados brinquedos sexuais. Mesmo quem usa um hidratante intravaginal pode se beneficiar com um lubrificante. Eles mimetizam o papel desempenhado pelas glândulas (são duas) de Bartholin, localizadas uma em cada lado da abertura vaginal, cuja função é a produção de um fluido mucoso, que facilita a penetração do pênis. Seu efeito é imediato, mas talvez seja preciso mais de uma aplicação antes ou durante a relação. Escolha sempre um gel à base de água, que é absorvido facilmente, misturando-se com os fluidos naturais do corpo.

Dê preferência a produtos dermatologicamente testados, com o pH compatível com a vagina, livres de corantes, parabenos e fragrâncias artificiais, que podem provocar irritações. São os mais indicados para os preservativos. Descarte loções para a pele, vaselina ou lubrificantes à base de óleo, que aumentam o risco de infecção por fungos e podem danificar a camisinha. E, definitivamente, deixe as receitas caseiras de lado.

Antes da relação, coloque um pouco de lubrificante no entorno e dentro da vagina, aplicando também no pênis do parceiro, ou na região genital da parceira, assim como nos dedos ou em brinquedos sexuais, caso os utilize. Transforme a aplicação numa etapa sensual das preliminares, é mais divertido e sexy do que usar a saliva. Para o sexo anal, ele é indispensável, porque o ânus é incapaz de produzir lubrificação natural e o atrito na região, extremamente vascularizada, pode causar sangramentos.

Nos sites de produtos eróticos, há uma gama de lubrificantes íntimos com sabores e essências aromáticas para estimular o sexo oral, mas é importante checar suas características e se certificar da sua qualidade. Por causa da sua composição e consistência, os lubrificantes à base de água não surtem efeito em massagens relaxantes, e aí o produto

Menopausa

deve ser à base de óleo. Da mesma forma, não funcionam no chuveiro ou na banheira – neste caso, a opção seria um lubrificante à base de silicone. Entretanto, apesar da duração prolongada, o silicone pode causar alergia e o recomendável é fazer um teste em local visível, como a pele do antebraço, para ver se há reação.

Para quem não dispõe de recursos, a assessoria de imprensa do Ministério da Saúde informa que a Política Nacional de Atenção Integral à Saúde das Mulheres (PNAISM) prevê a assistência à terapia hormonal, disponibilizando todos os medicamentos e insumos necessários para o tratamento da menopausa, como gel lubrificante e creme vaginal específico, em todas as unidades da Atenção Primária e ambulatórios da Atenção Especializada do Sistema Único de Saúde (SUS) do país.

Uma ou duas coisinhas sobre o clitóris

Ainda faz muita diferença. O menino aprende desde cedo como a masturbação é gratificante e, quando se torna adolescente, continua treinando diligentemente, ao passo que é só nessa fase que a maioria das garotas começa a explorar o corpo. Pior: com frequência, elas passam boa parte da juventude – e até da vida adulta! – mais preocupadas em garantir que o parceiro se satisfaça do que em experimentar e expandir o conhecimento sobre seu próprio prazer.

O comportamento feminino voltado para o outro vem de longa data. Com honrosas exceções, às meninas é dito, o tempo inteiro, que devem estar bonitas,

Menopausa

arrumadas e limpinhas. Esse é o ritual da feminilidade que vai moldar a forma como a mulher se relaciona com o sexo. Sua maior preocupação vai ser estar perfeita para o ato: depilada, cheirosa, envelopada em lingerie sexy e angustiada com as imperfeições anatômicas. É difícil encontrar o caminho para o prazer se toda a energia está concentrada em ter um desempenho impecável e a aprovação do parceiro. E ele? Como disse a psiquiatra Carmita Abdo numa longa entrevista dada ao médico Drauzio Varella: "o parceiro não está vendo nada. Está envolvido no ato que pratica, está excitado e completamente voltado para o prazer sexual".

No livro *Woman: an intimate geography*, que citei no primeiro capítulo da seção "O corpo", Natalie Angier tem uma definição matadora sobre o clitóris: "as mulheres nunca 'compraram' a ideia de Freud sobre a inveja do pênis. Quem precisa de uma espingarda quando se tem uma semiautomática?". Para quem não sabe, Sigmund Freud, o pai da Psicanálise, considerava "infantil" o orgasmo clitoriano, enquanto o vaginal seria "maduro". E Angier lembra ainda que, embora o clitóris seja comparado ao pênis, sua função é exclusivamente dar prazer, enquanto o órgão sexual masculino também serve de canal para a excreção da urina. São 8 mil terminações nervosas, a maior concentração que podemos encontrar em qualquer outro lugar do corpo humano, masculino ou feminino, incluindo as pontas dos dedos, lábios e língua.

Em 2013, pesquisadores da Washington School of Medicine analisaram tecidos genitais de cadáveres de cinco mulheres e quatro homens. Descobriram que a estrutura básica de terminações nervosas parecia ser a mesma nas amostras femininas e masculinas, mas a densidade de receptores, que recebem e transmitem ao cérebro a sensação de toque, era 14 vezes maior no clitóris do que no pênis. O melhor de tudo: ele não vai sofrer nenhum tipo de atrofia no climatério.

O sexo

Aprendemos nos livros de Geografia que a ponta visível do iceberg, que fica fora da água, corresponde a apenas um décimo do seu tamanho. Pois o que vemos do clitóris é apenas uma fração desse órgão: trata-se da glande, uma cabecinha ou botão que fica na junção frontal dos pequenos lábios e chega a medir 2 centímetros quando está intumescida, no pico de excitação. No entanto, embora seu tamanho varie, o clitóris tem bulbos com 10 centímetros de comprimento de cada lado da glande, por dentro da vagina, ou seja, é um órgão interno. O orgasmo vaginal acontece através do estímulo da parte interna do clitóris, essa máquina de prazer a serviço da causa feminina.

Serviços como a plataforma OMGYes (OMG de "Oh, my God!"), disponível em português, oferecem informações e vídeos sobre a anatomia feminina e formas de ter mais prazer, sozinha ou a dois. Ajudam a derrubar mitos e representações da mídia e da indústria cultural sobre o gozo feminino – como a de aquele sexo rápido contra a parede leva a um orgasmo fantástico. Não há uma receita única, portanto o melhor caminho é experimentar para aprender a estar no comando do seu corpo.

Uma boa técnica de aquecimento é a "insinuação", quando se retarda tocar o clitóris para criar uma escada de excitação. Pode-se começar apalpando suavemente toda a área genital, com exceção dos grandes lábios e do clitóris. O movimento pode então se transferir para a entrada da vagina, como se fosse o início de uma penetração, roçando ocasionalmente o clitóris. Para quem prefere a estimulação direta do clitóris, vale a pena experimentar diferentes tipos de pressão para sentir qual provoca a melhor reação. O que boa parte dos homens ignora é que, dada a sua enorme sensibilidade, um contato feito de forma brusca pode incomodar bastante. Aprenda como o corpo reage a cada toque para guiar o parceiro ou parceira no sexo.

Menopausa

A masturbação pode ser vista como um autocuidado, quando estamos desacompanhadas, ou ser um momento solo de prazer para quem está num relacionamento. Você pode incrementá-la acessando as inúmeras opções de sexo virtual disponíveis na internet. Há casais que se masturbam mutuamente, utilizam brinquedos sexuais e consomem juntos pornografia; para outros, isso é um tabu, porque veem o uso de qualquer tipo de acessório como uma demonstração de incompetência na cama. A diversidade impera.

Atualmente, o mercado dispõe de vibradores de todos os tipos: os clitorianos têm versões compactas, como as que imitam uma embalagem de batom (*bullets*); sugadores (que, apesar do nome, funcionam com uma pulsação de ar); ou massageadores (*magic wands*), usados até para aliviar dores musculares. Há ainda o famoso *rabbit*, de dupla estimulação, para a vagina e o clitóris; e até os que funcionam com aplicativos desenvolvidos pelas próprias marcas.

Navegando on-line, você terá tempo para ler com calma sobre as características dos produtos e, se escolher um, os sites garantem que a embalagem será discreta. Assim, poderá dispensar o ranço machista das lojas eróticas, povoadas de falos cavalares, e não estará sozinha: de acordo com o portal MercadoErotico.org, o número de negócios do setor triplicou de 2019 para 2020 e, durante a pandemia, as vendas cresceram em média 10%, com novos consumidores no pedaço. Em entrevista ao jornal *Folha de S.Paulo*, o antropólogo Michel Alcoforado, sócio-fundador do Grupo Consumoteca, afirmou que os *millenials*, a geração nascida entre o começo dos anos de 1980 e fim da década de 1990, vêm puxando essa tendência.

Além de explorar todo o potencial da sua região genital, é importante fortalecer a musculatura do assoalho pélvico. Os órgãos localizados na região baixa do abdômen, como

O sexo

útero, bexiga e intestinos, são sustentados por uma estrutura de músculos, tendões e fáscias (um revestimento mais fino que os tendões). Um treino adequado não só ajuda a manter a integridade dos tecidos, como também aumenta a sensação de prazer. Os exercícios consistem na contração e relaxamento feitos de forma voluntária. Se você nunca praticou, sente-se numa cadeira e contraia os músculos da vagina até o ânus, contando até três. Relaxe e repita o movimento para ter consciência dele. As contrações podem ser rápidas ou lentas, mas a orientação deve ser dada por um(a) fisioterapeuta. Ioga e pilates são atividades que trabalham bastante a resistência dessa área.

Roteiro para não se aposentar na cama

Núbia tem 48 anos e um sorriso contagiante. Para quem não a conhece, é difícil imaginar a tragédia que viveu: em 2016, um acidente interrompeu dramaticamente um casamento feliz de 20 anos. Ela se mudou para outra cidade e foi reconstruindo a vida aos poucos, ao lado do filho, hoje pré-adolescente, e da mãe. Conta que, cerca de dois anos depois da viuvez, uma amiga a levou a uma sex shop. Foi sua primeira visita a uma loja do tipo e acabou comprando uma série de apetrechos. Desde então, tem passado por diferentes aprendizados, inclusive o de desmistificar o sexo como algo que obrigatoriamente tem que ser romântico.

Menopausa

"Muitas mulheres ainda pensam assim, sem entender que se trata de algo natural, fisiológico", diz. Confessa que se surpreende com o fato de ter voltado a namorar, há cerca de um ano e meio, e de estar vivendo uma fase de acentuada gratificação sexual. "Vejo amigas cansadas da rotina do casamento e que perderam o interesse pelo sexo, ao passo que meu caminho para a menopausa está sendo o de plena experimentação, de descobertas da sexualidade, o que é muito estimulante", relata.

Clara só é três anos mais velha, mas a vida sexual sofreu um baque depois de uma cirurgia para a retirada do útero quando tinha 47 anos. Na época, não fez terapia hormonal e hoje se arrepende da decisão. "Fiquei sem ânimo, sem lubrificação e sem libido. Antes adorava transar, agora chego do trabalho exausta e só quero me jogar no sofá e ver TV", conta. Mãe de um casal de adolescentes, passa meses sem fazer sexo com o marido, mas se masturba com regularidade. "Fomos nos afastando, deixamos de nos tocar e nos procurar. Parece difícil reverter o estado de falta de intimidade no qual nos encontramos. É como se a ponte que existia entre as duas pessoas deixasse de existir", avalia, sem demonstrar irritação com a hipótese de que o companheiro mantenha outros relacionamentos fora do casamento.

Aos 54 anos, casada pela segunda vez, Thereza está com o novo companheiro, que tem 70 anos, há cerca de cinco, e descreve a intimidade do casal como muito satisfatória: "eu o acho sensual e ele pensa o mesmo de mim, a nossa química é ótima. Sempre gostei muito de transar e continuo com tesão, mas não é mais aquele 'fogo no rabo' de antes. O sexo passa por uma ressignificação, mas a gente não deixa de erotizar a relação e alimentar a intimidade".

Os três relatos, de mulheres com idades não tão distantes e histórias bem diferentes, mostram como não há uma cartilha que sirva para todas. Se o sexo é solo, você precisa explorar

O sexo

seu corpo e dar asas à imaginação para ampliar o prazer. Se é a dois, nunca foi tão importante cultivar a intimidade quanto nessa fase. Quebre o gelo. Fale. Há casais que conseguem discutir as mudanças que ocorrem durante a convivência, e elas não são poucas. Para quem tem filhos, basta lembrar a dificuldade – e, muitas vezes, a falta de vontade – de fazer sexo quando eles eram pequenos. Depois de pôr as crianças na cama, o que sobrava era a exaustão compartilhada. O tempo passa, os corpos mudam, mas a cumplicidade pode resistir. Só não ponha o sexo no fim da lista de prioridades!

A libido pode não ser a mesma, mas alimentar o desejo é uma construção com seu parceiro ou parceira. Pense nisso para não se arriscar a deixar que a vida se torne um deserto sexual. Se são duas mulheres e ambas estão experimentando as mudanças hormonais, a compreensão é mais fácil. Quanto aos homens, não se esqueça de que o pique sexual masculino também não se mantém depois dos 50 anos e é natural que o número de relações sexuais diminua. Entretanto, é difícil que eles toquem no assunto, embora caiba aos dois o empenho para manter a chama. Do contrário, pouco a pouco se transformarão em estranhos dividindo a casa.

A propósito, se seu parceiro é cinquentão ou perto disso, você tem notado oscilações no humor dele? Está amuado, irascível, intratável? Pode ser que esteja enfrentando a "síndrome do homem irritável", termo cunhado pelo psicoterapeuta Jed Diamond. Baseado em 40 anos de clínica, período durante o qual teve mais de 10 mil pacientes, Diamond escreveu os livros *A menopausa do homem* e *The irritable male syndrome* (A síndrome do homem irritável – não publicado em português), sobre o declínio androgênico do envelhecimento masculino. Assim como ocorre com as mulheres, a partir da meia-idade eles se veem às voltas com uma alteração no nível de hormônios. O declínio gradual da produção de testosterona leva a

Menopausa

uma diminuição da massa muscular, do desejo sexual e interfere na qualidade do sono. O sobrepeso também desempenha seu papel: as células de gordura, aumentadas, produzem uma enzima que converte testosterona em estrogênio. Quanto maior o nível de estrogênio e mais baixo o de testosterona, maiores as chances de o ser irritável se manifestar.

A síndrome do homem irritável tem alguns componentes. A primeira é uma espécie de hipersensibilidade: coisas que habitualmente não o aborreceriam passam a tirá-lo do sério. A frustração vem a reboque, com frequência acompanhada de uma sensação de que a conexão com a parceira se deteriorou. Se for esse o caso, em vez de permanecer em estado de negação, vale procurar um especialista e avaliar se há necessidade de terapia hormonal, que deve ter supervisão médica.

Convencer o parceiro sobre a necessidade de fazer um *check-up* médico é um ato de carinho. Afinal, a qualidade da ereção começa a entrar em declínio a partir dos 45 anos e essa condição pode ser agravada na presença de um quadro de doenças crônicas. A disfunção erétil, cuja prevalência se aproxima de 50% depois dos 40, é uma vilã que conspira contra a intimidade. De acordo com o portal da Sociedade Brasileira de Urologia, cerca de 16 milhões de brasileiros sofrem com o problema, que se caracteriza pela incapacidade de obter e manter uma ereção que garanta atividade sexual satisfatória. O maior obstáculo para superar o transtorno é a recusa masculina em pedir ajuda. Subjugados pelo estereótipo de que um macho não falha nunca, eles se retraem. O isolamento emocional pode, inclusive, alimentar um comportamento violento, caso o homem não saiba lidar com as frustrações.

Carmita Abdo, responsável pelos mais relevantes trabalhos sobre sexualidade já realizados no Brasil, é fundadora e coordenadora do ProSex, que tem um longo nome por extenso: Programa de Estudos em Sexualidade do Instituto de

O sexo

Psiquiatria do Hospital das Clínicas da Faculdade de Medicina da Universidade de São Paulo. No livro *Sexo no cotidiano: atração, sedução, encontro, intimidade*, ensina que o tecido que reveste o pênis é o mesmo que reveste o coração. "A bem da verdade, se o coração de um homem vai adoecer, o pênis avisa com quatro anos de antecedência, começando a falhar", escreve. Em outras palavras, a falha de ereção pode ocorrer antes da cardíaca. O pênis vai perdendo a rigidez com a idade, mas também em consequência de maus hábitos, que afetam igualmente o coração, como sedentarismo, dieta alimentar pouco saudável, tabagismo, uso de drogas, abuso de álcool e estresse.

Quando a entrevistei para o blog, ela explicou que, embora a maioria das mulheres se empenhe na sedução, no desafio da conquista, muitas abrem mão do prazer no ato sexual. As causas vão do desconhecimento sobre o próprio corpo a parceiros apressados ou inábeis, com preliminares nem sempre satisfatórias. Mas, na faixa dos 40, temos um repertório considerável a nosso favor. Sabemos o que nos agrada e não deveríamos achar estranho ou nos sentir desconfortáveis de abordar o assunto – ou, com tato, guiar o parceiro para que nos satisfaça. Não pense que tal iniciativa vai criar constrangimentos ou levá-lo a se sentir pouco habilidoso. Na verdade, melhorar a vida sexual alimenta a intimidade e a cumplicidade do casal.

"Quando o sexo sempre fica para depois, é sinal de que já não é tão bom assim", afirma Carmita. Anos de convivência vão erodindo a paixão e, mesmo que haja amor, há mágoas e ressentimentos do dia a dia. O antídoto? Uma espécie de atualização contínua do enamoramento, como ela explica: "é como se preservássemos na memória e nas sensações físicas o(a) parceiro(a) da época em que nos apaixonamos, renovando continuamente a relação".

Há casais que reservam na agenda um encontro semanal ou quinzenal: se arrumam, relaxam, se divertem – e se

Menopausa

dedicam a um exercício de sedução e de resgate da intimidade. Beijar, tocar, mordiscar, chupar pareciam verbos tão simples de se conjugar, não? Pois não os apague do seu vocabulário. E que tal experimentar novas posições ou brincar de personagens? Não se trata apenas de penetração. Brinquedos sexuais entram nessa categoria, e o que começa como um jogo sem grandes pretensões pode trazer prazer para ambos.

De acordo com o ProSex, metade das brasileiras não tem orgasmo nas relações sexuais. É uma boa reflexão para quem chega à menopausa e passa a matutar sobre como gostaria que fosse a segunda metade da sua vida. Para quem está sozinha, um lembrete: vivemos tempos de reconhecimento da diversidade e da experimentação. Portanto, todas deveriam se sentir livres para buscar sua própria identidade e parceiros ou parceiras com boa química.

Tive a honra de conviver com o psiquiatra e psicoterapeuta Flavio Gikovate quando fui diretora-executiva da CBN, entre 2002 e 2016. Na época, criamos o programa *No divã com Gikovate*, que ia ao ar nas noites de domingo, no qual ele respondia a dúvidas de ouvintes e internautas. Com a vasta experiência de décadas de clínica, dizia que normatizar a atividade sexual é impossível e inútil, porque cada um vive a sexualidade de uma forma.

Deixar de lado o falso pudor não significa abrir mão do sexo seguro, nem do respeito aos próprios limites e aos alheios. Apesar de ser considerado coisa de adolescentes que não conseguem frear seus instintos, o sexo de risco continua presente nas décadas seguintes. O fato de a menopausa nos livrar de uma gravidez indesejada não nos protege de contrair doenças sexualmente transmissíveis. Infelizmente, é comum que, para não desagradar ao parceiro, a mulher não exija o uso do preservativo – e, quando os homens têm problemas de ereção, tentam driblar a camisinha. No campo da psiquiatria, o sexo não saudável se

O *sexo*

caracteriza pela prática não consensual, isto é, que não tem a anuência dos envolvidos, ou que cause dor e sofrimento.

No Brasil, cerca de 22 milhões assumem consumir pornografia: 76% homens e 24% mulheres. A maioria é composta de pessoas com menos de 35 anos e quase 70% estão numa relação estável. Essa é outra ponta de iceberg, porque muitos preferem não revelar suas incursões sexuais na internet. O que fica claro é que não se trata de algo exclusivo de tímidos, solitários ou pervertidos. A prática de sexo virtual vem deixando de ser tabu e o conteúdo erótico on-line passou a apimentar os relacionamentos.

Entretanto, proteja-se da pornografia pesada e bizarra, que exclui cumplicidade e troca. Gosto muito da argumentação da publicitária e consultora Cindy Gallop em sua palestra TED intitulada "Make love, not porn" ("Faça amor, não pornografia"), sobre como o conteúdo *hardcore* distorce o que é o sexo no qual duas pessoas buscam se proporcionar prazer mutuamente. De forma bem-humorada, conta que, como uma mulher madura e autoconfiante, muitas vezes se vê na obrigação de reeducar e reabilitar homens cuja visão do sexo é uma deformidade que usa mulheres como objetos. Cindy lembra que a indústria pornográfica, produzida e dirigida por homens, reproduz e perpetua uma perspectiva limitada e discriminatória. Ela usa como exemplo as cenas de ejaculação no rosto de mulheres, que abundam nesse tipo de vídeos, como se fosse um clímax também para elas. Sem qualquer juízo de valor, a prática pode até ser apreciada e fazer parte do jogo sexual, mas não consta de nenhum manual do prazer feminino. Na abertura desta seção, fiz questão de apresentar uma lista dos benefícios do sexo, que mostram como ele está atrelado ao nosso bem-estar. Não é à toa que, dentro da psicanálise, a palavra *libido* significa energia vital. Não é à toa que gozar significa aproveitar. Deleite-se.

O segundo ato

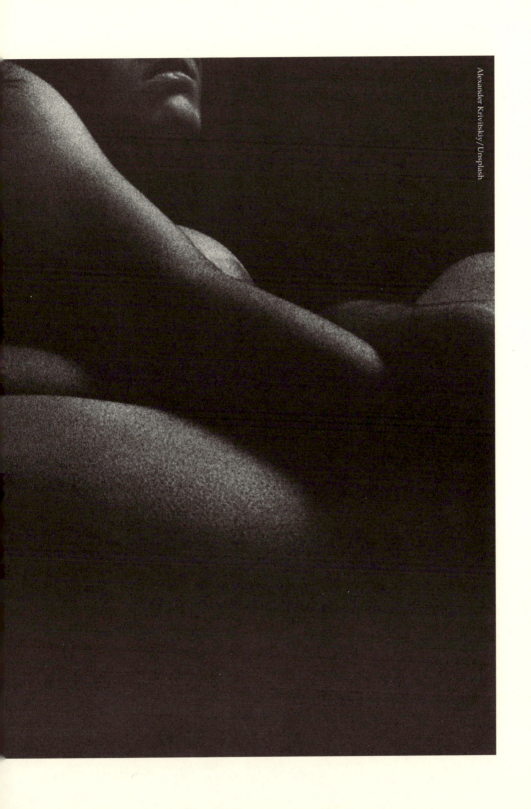
Alexander Krivitskiy/Unsplash

Mulheres que vieram antes de nós; mulheres que nos sucederão

Há uma longa linhagem de mulheres que decidiram se rebelar contra o roteiro que o patriarcado havia escrito para elas. Acho da maior importância não perder de vista suas trajetórias porque a voz que temos hoje é a soma de todas as que vieram antes de nós. Estar na trilha da meia-idade é um momento crucial não somente para abraçar um estilo de vida saudável, que vai se refletir numa longevidade ativa, como enfatizei na introdução deste livro. É a hora de fazer valer essa voz que, nas décadas anteriores, talvez não tenha se manifestado com todo o vigor de que é capaz. E, ao refletir sobre onde chegamos, veremos que temos

Menopausa

o compromisso de continuar aplainando o caminho para as que nos sucederão.

A pioneira teria sido Lilith, a primeira mulher de Adão – e a primeira a deixar o paraíso, por não ter se submetido à posição sexual tradicional de ficar embaixo do corpo do homem. Ignorada pelo Velho Testamento, é mencionada no Alfabeto de Ben-Sirá, texto anônimo da Idade Média que integra a coleção de escritos rabínicos do Talmude (coletânea de livros sagrados dos judeus). Criada a partir da poeira, assim como Adão, se via como uma igual a ele e não teria concordado em se sujeitar no sexo. A mitologia deu representações sombrias à personagem que se insurgiu: coruja, serpente alada, bruxa, ser da noite, responsável pela morte de recém-nascidos.

Ao longo da história, foram incontáveis as figuras femininas que, apesar das adversidades, se sobressaíram. O fato de os EUA terem Kamala Harris como a primeira vice-presidente negra tem muito a ver com a militância do movimento feminista das décadas de 1960 e 70. Em 1963, Betty Friedan publicou *A mística feminina*, marco de uma segunda onda de mobilização – a primeira fora a das sufragistas, que lutaram pelo direito ao voto no começo do século XX. O livro é herdeiro direto de *O segundo sexo*, da filósofa francesa Simone de Beauvoir, e se baseou numa pesquisa realizada por Betty com suas colegas do Smith College, uma universidade de elite, por ocasião do aniversário de 15 anos de conclusão do curso. Ela descobriu que a maioria estava frustrada e infeliz com a vida de dona de casa. Alçado à condição de *best-seller*, desmontava o pressuposto de que a realização de uma mulher se dava no ambiente doméstico, cuidando do marido e dos filhos.

No mesmo ano de 1963, Gloria Steinem, hoje uma octogenária que continua na ativa, se tornou conhecida ao fazer uma longa reportagem sobre as "coelhinhas" da *Playboy*. Dona de pernas espetaculares, conseguiu um emprego no

106

clube e divulgou as condições degradantes de trabalho das mulheres, que eram obrigadas a fazer exame ginecológico para provar que não tinham doenças sexualmente transmissíveis, enfrentavam longas jornadas se equilibrando em saltos altos e nem sempre recebiam o salário combinado. Não conseguiu escapar do machismo e do assédio sexual nas redações e, como a mídia tradicional rejeitava o feminismo, criou a revista *Ms.* em dezembro de 1971, que alcançou enorme sucesso nos anos seguintes. Sua autobiografia, *Minha vida na estrada*, virou filme: *As vidas de Gloria*, protagonizado pelas atrizes Alicia Vikander, a Gloria jovem que passa dois anos na Índia e dá os primeiros passos no jornalismo; e Julianne Moore, a militante madura e destemida.

A escritora Chimamanda Adichie é uma voz contemporânea que aponta os desafios que temos pela frente no pequeno livro *Sejamos todos feministas*, fruto de uma palestra que deu em 2012, na qual relembra um episódio quando tinha 9 anos: a professora anunciou que quem tirasse a nota mais alta seria monitor da turma. Apesar de ter feito a melhor prova, o menino que ficara em segundo lugar ganhou o posto. Sim, porque era um menino e a função de monitor, na visão daquela professora, era masculina. Já adulta, em visita à Nigéria, país onde nasceu, foi parada por um segurança ao tentar entrar num hotel de luxo. "Ele automaticamente supôs que uma mulher nigeriana e desacompanhada só podia ser prostituta", conta. Chimamanda nasceu em 1977 e está na faixa etária das mulheres com quem conversei para escrever este livro. É uma autora traduzida para mais de 30 idiomas, mas, de acordo com a cultura do grupo étnico igbo, ao qual sua família pertence, não pode participar das reuniões nas quais decisões familiares são tomadas – essa é uma prerrogativa dos homens.

Em 2014, Sheryl Sandberg, diretora de operações do Facebook, encabeçou a campanha #banbossy, para banir a

Menopausa

expressão "mandona" (*bossy*, em inglês), utilizada para descrever, de forma pejorativa, meninas (e depois mulheres) firmes e assertivas. Das garotas, ainda se espera que sejam boazinhas, amáveis e sensíveis. Quando chamamos uma menina de mandona, isso a leva a associar liderança a uma situação estressante e desagradável, que afastará as pessoas e diminuirá sua popularidade. Ser querida se torna um atributo mais desejável do que ser competente ou independente.

À medida que amadurecem – e, contra todas as limitações impostas ao roteiro feminino tradicional, persistem em busca de seus objetivos – o repertório contra essas mulheres fica mais afrontoso: "agressiva", "brava" e "histérica" são palavras ouvidas com frequência por subordinados e subordinadas que não se valeriam de tais termos se o superior fosse um homem. Para ele, a assertividade seria um elogio, mas por que parece errado quando é ela que quer ser poderosa e bem-sucedida?

No período em que fui executiva, um dos diretores da empresa, com o qual tinha embates regulares, passou a me chamar de Mônica, em alusão à personagem dos quadrinhos de Mauricio de Sousa. Não se tratava de brincadeira bem-humorada, e sim de uma forma de assédio, na qual me associava à dentuça briguenta. Ia além, perguntando: "hoje trouxe o coelhinho?", referindo-se ao brinquedo com o qual distribuía bordoadas nos amigos. Minha resposta seguia no mesmo diapasão: "se você se comportar, não vai levar coelhada". Assumi a assertividade e não me arrependo de ter defendido com veemência meus pontos de vista ao longo da minha trajetória.

A propósito, no depoimento gravado pela campanha de Sheryl, uma das participantes era a cantora Beyoncé, que deixava claro: "não sou mandona. Eu sou a chefe" ("I'm not bossy. I'm the boss"). Simples assim. A meia-idade é a fase na qual estamos mais bem apetrechadas para tomar as rédeas da nossa vida. Portanto, *be bossy*!

Seu caminho pelo mundo, você mesma faça

O fereço os versos de "Aquele abraço", de Gilberto Gil – "Meu caminho pelo mundo/eu mesmo traço" –, como um convite. Ou um chamamento para o início deste segundo ato, a despeito, reconheço, de todos os obstáculos. Se, quando se trata de sexo, é depois dos 40 que dispomos de repertório para ter as melhores experiências na cama, essa também é uma etapa de conquistas profissionais, já que aliamos teoria e prática na carreira. Eu, por exemplo, me tornei diretora-executiva aos 43 anos, e deveria ser do interesse das organizações reter essa mão de obra qualificada.

No entanto, para muitas, é igualmente a fase na qual a perimenopausa surge

Menopausa

com sintomas que podem ser perturbadores. Inesperadamente, no meio de uma reunião, uma onda de calor deixa seu rosto vermelho e coberto de suor. Oscilações de humor abruptas interferem no rendimento e relacionamento com os colegas e há o risco de a mulher receber um diagnóstico de depressão. Numa situação de queda no desempenho e pensamentos negativos, decisões como abandonar o emprego não são raras. São reveses que vêm se somar a outros, como o preconceito contra a idade no mercado de trabalho, e que só reforçam a constatação: a questão de gênero importa, sim.

Na verdade, os percalços para a ascensão começam bem antes, como mostra o relatório anual *Women in Workplace* (Mulheres no ambiente de trabalho) que, em 2021, estava em sua sexta edição. Realizado pela gigante de consultoria McKinsey & Company, em parceria com a LeanIn.org, criada por Sheryl Sandberg para ajudar no empoderamento feminino, o trabalho batizou de *"the broken rung"* ("o degrau quebrado") o hiato que existe entre a condição de entrada de homens e mulheres numa organização e o nível seguinte: o primeiro cargo de chefia.

Na edição 2020, referente ao ano de 2019 e que ouviu mais de 300 empresas e 68 mil empregados, para cada 100 homens contratados ou promovidos para o nível de gerência, havia 72 mulheres que atingiam a mesma posição. Para as mulheres negras, o quadro era ainda mais desigual: para cada 100 homens, 58 ganhavam uma chefia. No Brasil, as mulheres ocupam apenas 37.4% dos cargos gerenciais, segundo a pesquisa de gênero do Instituto Brasileiro de Geografia e Estatística (IBGE). Pior: mais de 60% das empresas não têm políticas para aumentar a presença de mulheres em cargos de chefia, segundo estudo realizado pela consultoria Robert Half. A promoção perdida no começo da carreira retarda e vai afunilando as chances de sucesso profissional. Afinal,

O *segundo ato*

quanto menos mulheres forem alçadas aos estágios iniciais de comando, nos quais poderão desenvolver suas habilidades de liderança, menor o número daquelas aptas para postos de maior senioridade. Para culminar, quando promovidas, com frequência recebem aumento menor.

Lana sentiu na pele a desigualdade. Ela e um colega prestavam o mesmo tipo de serviço para uma empresa que, na hora de fazer uma proposta para contratá-los, ofereceu um valor maior para ele. Alertada pelo amigo, conseguiu negociar e evitar a injustiça. Aos 48 anos, a menopausa, ocorrida em 2020, a encontrou em plena atividade. Mãe de dois filhos, o mais velho adolescente, está fazendo doutorado e aposta numa trajetória no ambiente acadêmico. O fato de atuar na área de tecnologia da informação pesou na decisão: "no campo de TI, há uma 'idade de corte' que atinge homens e mulheres na faixa dos 50 anos. Em vez de aproveitar a experiência de profissionais calejados, as organizações preferem substituilos por gente jovem", relata. Lana sempre conciliou a carreira corporativa com a acadêmica – havia feito mestrado logo após a graduação em Engenharia de Computação – e vai retomar esse caminho, como professora ou pesquisadora. Outra liderança que o mundo corporativo perde...

A edição 2021 do *Women in Workplace* estampou a magnitude do impacto da covid-19 para a mão de obra feminina: o estudo mostrou que, pela primeira vez desde o início do levantamento, mais mulheres que homens estavam abandonando o mercado de trabalho. Nesse quadro, todos os aspectos são danosos: o risco de interrupção ou estagnação da carreira, o comprometimento da formação de futuras líderes e, a reboque, o fantasma da insegurança financeira.

Valentina é um exemplo de golpe e volta por cima póscovid. Começou a trabalhar com 14 anos, como menor aprendiz no Banco do Brasil de sua cidadezinha natal, no interior

111

Menopausa

baiano. Mudou-se depois para Brasília, onde fez faculdade de administração, e sua trajetória se concentrou no setor de turismo. Diante da falta de opções durante a pandemia, descobriu, aos 47 anos, um talento que desconhecia ter: passou a confeccionar bolsas de crochê e se tornou artesã. "Eu me sinto muito feliz com esse novo rumo, é revigorante. Sempre gostei de trabalhos manuais, mas não tinha tempo para me dedicar. É como se tivesse me reinventado", avalia.

Alérgica, durante a quarentena Beatriz se viu sem o desodorante natural que usava. O marido sugeriu que começasse a fabricar seus próprios produtos e ela passou um ano estudando fórmulas – foi assim que surgiu o Atelier Flor de Macela. "Gosto de ser advogada, mas o Direito é muito pesado e às vezes me angustia. Trabalhar com essências, óleos e fragrâncias é o que quero para a minha vida: algo que não polua, sem testes em animais. Realmente acredito num mundo melhor e não posso cruzar os braços, tenho que fazer minha parte", diz, resoluta.

Lana, Valentina e Beatriz são casos inspiradores de mulheres que tomaram as rédeas da situação, mas nem todas têm a mesma janela de oportunidades ou desenvolveram habilidades que aumentaram seu leque de opções. Basta lembrar que, no Brasil, a informalidade no mercado de trabalho passava dos 41% em 2019, de acordo com a Síntese de Indicadores Sociais, elaborada pelo IBGE, afetando especialmente pretos e pardos.

Na verdade, a perda de emprego, da autonomia financeira e da renda familiar durante a pandemia aumentou a vulnerabilidade das brasileiras à violência doméstica, como mostrou a terceira edição da pesquisa "Visível e invisível: a vitimização de mulheres no Brasil", realizada pelo Datafolha a pedido do Fórum Brasileiro de Segurança Pública, em junho de 2021. Entre as que sofreram violência, 25% afirmaram que a perda

O segundo ato

de emprego e a falta de renda – e a impossibilidade de trabalhar para garantir o próprio sustento, situação vivida por mães que não tinham com quem deixar os filhos – foram os pontos que mais pesaram para a ocorrência da violência. A precarização das condições de vida foi determinante: 62% disseram que a renda familiar diminuiu.

O que a pandemia fez foi escancarar uma situação histórica: mesmo que, no início de carreira, tenham salários equivalentes aos dos homens, as mulheres têm menos chances de promoção e ascensão profissional. No longo prazo, poupam menos e passam longos períodos fora do mercado, quando têm filhos ou se tornam cuidadoras. Quando tentam retornar, voltam várias casas no tabuleiro, por falta de qualificação ou por estarem desatualizadas. Em nossa jornada de reflexão sobre a menopausa, é imprescindível lembrar que essa é uma fase ativa durante a qual ainda é possível acumular patrimônio. É claro que, quanto antes iniciarmos a acumulação de recursos, mais as economias trabalham a nosso favor, mas a meia-idade pode ser o momento de uma "freada de arrumação" para organizar o orçamento.

Raquel começou a carreira de bailarina na adolescência. Ciente das limitações que a idade impõe a quem dança, cursou a faculdade de Educação Física e se tornou uma *personal trainer* bem-sucedida, mas sem qualquer atenção ao planejamento financeiro da sua vida. Ela lembra que ficou muito abalada quando, com 43 anos, recebeu do médico a notícia de que precisaria se submeter a uma cirurgia de prótese de quadril: "teria que ficar pelo menos três meses sem trabalhar. Eu ganhava bem, mas gastava tudo. Levei um ano para juntar o dinheiro necessário para cobrir os custos da operação e do período durante o qual ficaria parada. Durante esse tempo, sentia dores horríveis, mas não tive outra alternativa a não ser seguir com as aulas. Na época, fiz um juramento: me dedicar

Menopausa

a criar uma reserva financeira". Aos 59 anos e com a agenda cheia, continua cumprindo a promessa e seu objetivo agora é ter uma reserva confortável para se aposentar.

Empreender é uma possibilidade e, diga-se de passagem, as dificuldades não se limitam ao Brasil. Dana Kanze, professora de comportamento organizacional e pesquisadora da London Business School, estuda como o preconceito de gênero afeta o financiamento de *startups* comandadas por mulheres. Numa palestra TED intitulada "A verdadeira razão por que empreendedoras recebem menos investimento", realizada em 2017, destrincha o motivo de, apesar de serem donas de 38% das empresas nos EUA, elas obterem apenas 2% do financiamento de capital de risco.

As perguntas feitas para mulheres são diferentes das endereçadas para os homens em situação idêntica, como a própria Dana sentiu na pele durante os cinco anos em que batalhou por sua companhia. "Para mim, os questionamentos sempre focavam nas variáveis que poderiam dar errado e levar o investidor a perder dinheiro, enquanto para meu sócio as interpelações se referiam a planos de expansão", contou. Trocando em miúdos, nas sabatinas dos investidores, há um viés que beneficia os homens com questões baseadas numa perspectiva favorável de ganhos e ampliação do negócio, ao passo que as mulheres são bombardeadas sobre como conseguirão evitar a derrocada da atividade. O resultado é que elas acabam se concentrando em respostas defensivas e parecendo uma aposta menos promissora. "Mesmo as investidoras se valem desse roteiro, o que cria uma lacuna enorme entre o volume de financiamento destinado para cada gênero", analisa a pesquisadora.

De um jeito ou de outro, é preciso pensar no futuro. A planejadora financeira Marcia Dessen, autora de *Finanças pessoais: o que fazer com meu dinheiro*, diz que o risco de sobreviver ao

O segundo ato

patrimônio construído é motivo de preocupação e que o planejamento precoce minimiza essa chance. Além de considerar o impacto da inflação na estimativa dos gastos, circunstâncias não planejadas podem provocar um golpe nessas projeções, como as perdas patrimoniais de um divórcio ou o retorno à casa de um membro da família. Como ensina a jornalista Mara Luquet, em seu livro *O futuro é...*, as cinco maiores armadilhas que você tem pela frente são:

1. Procrastinação: adiar o início do planejamento da aposentadoria.

2. Não cuidar da saúde, o maior patrimônio em qualquer etapa da vida.

3. Entregar o planejamento para terceiros.

4. Acreditar que os filhos cuidarão de tudo.

5. Esperar sobrar dinheiro para começar a investir.

Engana-se quem apela para o pensamento mágico de que vai dar um jeitinho quando chegar a hora e adia o planejamento, como detalhei no meu livro *Longevidade no cotidiano: a arte de envelhecer bem.*

Invisíveis, nunca mais

Tenho um carinho especial pelo filme *O amor não tem fim*, lançado em 2011 e dirigido por Julie Gavras, filha do também cineasta Costa-Gavras. Seu título original é *Late bloomers*, algo como "os que desabrocham mais tarde", e traz uma dupla imbatível: Isabella Rossellini e William Hurt. O casal experimenta de formas opostas a proximidade da chegada à casa dos 60: ele se ofende ao receber uma proposta para projetar uma instituição para idosos e se envolve com uma assistente. Ela, numa antecipação um tanto ou quanto precipitada do futuro declínio físico, instala até barras de segurança no banheiro. Numa cena primorosa, sua personagem

Menopausa

atravessa o ambiente de um bar sem atrair qualquer olhar masculino, mas basta sentar-se no balcão para receber um entusiasmado elogio do bartender. "Mistério sempre há de pintar por aí", diz a letra de "Esotérico", canção de Gilberto Gil, e eu acrescento: a invisibilidade feminina depois dos 40 e 50 está com seus dias contados.

Vivemos numa sociedade na qual o mantra é permanecer jovem a qualquer custo, o que dá à menopausa uma pecha de defeito a ser ocultado e corrigido. Entretanto, assistimos a diversos sinais de mudanças: entre elas, a da ditadura do rejuvenescimento à base de cirurgias plásticas vir sendo substituída pelo conceito de "estar bem". A obsessão por uma aparência plastificada já não impera, até porque o leque de procedimentos menos invasivos foi ampliado consideravelmente. O aumento da consciência sobre a importância da adoção de um estilo de vida saudável se soma à valorização da individualidade, que inclui exibir rugas e cabelos brancos com orgulho. A própria Isabella Rossellini protagonizou uma história que ilustra os novos ventos que sopram. Na década de 1990, depois de 15 anos como o rosto de um perfume da Lancôme, a atriz foi dispensada por ser considerada velha demais – na época, tinha 42 anos! Em 2018, aos 66, foi recontratada pela marca de cosméticos. O mundo clama por maior diversidade e, não esqueçamos, o poder de compra desse grupo pesa.

Em abril de 2021, o psicólogo norte-americano Adam Grant escreveu um artigo para o jornal *The New York Times* que alcançou grande repercussão. Dizia que a sensação persistente de desânimo e mal-estar que as pessoas sentiam na pandemia tinha um nome: definhamento, um estado mental em que faltam alegria e objetivo, capaz de embotar a concentração e a motivação. Tenho certeza de que muitos dos que se arrastaram ao longo dos meses com tal sentimento de estagnação e vazio concordam com a definição. O perigo do definhamento

118

O segundo ato

é a gente não se dar conta da progressiva diminuição do prazer e, pouco a pouco, se tornar indiferente em relação ao próprio bem-estar, à própria vida.

A menopausa, se não tiver a atenção que merece, guarda similaridades com esse quadro. Há muitas mudanças em curso, que afetam corpo e mente, com consequências para nossos relacionamentos profissionais, sociais, familiares e amorosos. Em primeiro lugar, é preciso dar nome às coisas. Se há perdas, devemos reconhecê-las para buscar novos caminhos, ressignificações – e experimentar o fim da juventude é, sem sombra de dúvida, enfrentar um luto. Grant acenou com uma saída, um oásis no fim do túnel: o florescimento, uma espécie de clímax do bem-estar, quando nos imbuímos de um sentido de significado e propósito. Para conseguir virar a chave e entrar nessa corrente positiva, ele sugere alimentar um fluxo. O psicólogo escreveu que os indivíduos que se envolviam em projetos, por mais singelos que fossem, conseguiam evitar o definhamento. Imagine-se arquitetando experiências gratificantes, desafios e planos que façam sentido para sua vida – quem vai decidir a relevância de cada iniciativa é você. O resultado pode ser o florescimento.

Os melhores anos não ficaram para trás, garante Jonathan Rauch, autor de *The happiness curve: why life gets better after midlife* (A curva da felicidade: por que a vida fica melhor depois da meia-idade). A curva que dá nome ao livro é no formato da letra U, ou seja, a satisfação com a própria vida vai caindo na faixa etária compreendida entre os 20 e 40 anos, atingindo seu ponto mais baixo aos 50, para depois subir de novo e atingir seu pico aos 60 e 70.

Ele conta que, aos 45 anos, depois de ganhar prêmios de prestígio como jornalista, seu pensamento recorrente era jogar tudo para o alto e abandonar a carreira. "Não teria me ajudado em nada, talvez só tivesse piorado as coisas", lembra. "Aos 20 ou 30 anos, somos ambiciosos e competitivos, ansiosos para

Menopausa

acumular capital social. Depois da meia-idade mudamos nossas prioridades e o foco passa a ser aprofundar a conexão com pessoas e atividades que tenham valor para nós", completa. Aproveita para desmontar outro estereótipo: o de que a infelicidade na meia-idade é para os malsucedidos. Segundo ele, quanto mais bem-sucedida, mais vulnerável a pessoa acaba se tornando, porque nunca está satisfeita: é quase um círculo vicioso de vitórias seguidas de uma sensação de vazio e desapontamento. Portanto, não pense que está entrando numa zona de perigo, e sim num momento de transição, com a boa notícia de que sua trajetória não está em queda livre.

Aos 42 anos, Natália atravessou uma fase difícil: a menstruação se assemelhava a uma hemorragia e sofria com uma insônia severa. "Embora sempre tenha dormido pouco, o padrão mudou e passava noites em claro", conta. A médica que a atendia indicou cirurgia para a retirada do que seria um cisto no ovário. Sem estar convencida, Natália procurou outros três médicos e o último diagnosticou uma endometriose. Aos 43 anos, acabou sendo submetida à retirada de um ovário e de três quartos do outro, além de raspagem do útero. Menopausa forçada, abrupta. "Foi um baque. Eu, que sempre fui animada, entrei em depressão. Falava para o médico: 'minha vida era colorida, agora só vejo as coisas em preto e branco'", relembra.

Os sintomas desabaram sobre ela: calorão o dia todo, insônia, queda de cabelos, pele e olhos secos, unhas rachadas, vagina ressecada. Além de uma irritação contínua que a fazia perder a paciência facilmente – algo nada apropriado para sua atividade de esteticista. Para piorar, as primeiras tentativas de terapia hormonal não deram certo, porque sofria com os efeitos colaterais da medicação. Com os devidos ajustes, recuperou o ânimo: "foi como se tivessem me resgatado de um naufrágio, me senti muito melhor e a vida sexual voltou ao que era antes".

O segundo ato

Fez tratamento por dez anos, até que, aos 53, teve que suspendê-lo por causa de sangramentos. Avessa a medicamentos, só usa um hidratante intravaginal para garantir a lubrificação. Alimenta-se bem, caminha ou faz ginástica por pelo menos uma hora por dia. Natália não teve filhos, uma decisão tomada cedo: "nunca quis ser mãe. Era a primogênita de uma família sem recursos e, com 10, 12 anos, tinha que dar mamadeira, banho e trocar fraldas dos mais novos. Foi o suficiente". Aos 58 anos e cozinheira de mão cheia, seu plano é dedicar-se a um projeto gastronômico. "A gente não pode abrir mão do que gosta de fazer", ensina.

A nosso favor, cresce o promissor campo da FemTech, a tecnologia voltada para a saúde feminina, no qual um número expressivo de empreendedoras busca soluções para dificuldades que afligem mulheres de todas as idades. Rochelle Weitzner, fundadora e CEO da Pause Well-Aging, usa sua trajetória como exemplo e diz que, egressa da indústria da beleza, sabia com que mulheres este segmento falava, mas, essencialmente, "sabia com quem não falávamos. E eu já estava sofrendo com minhas primeiras ondas de calor, sintoma que pode se transformar em algo extremamente embaraçoso!", enfatiza, ao apresentar um spray de sua marca que, borrifado na nuca e nos pulsos, cria uma sensação de refrescamento por cerca de uma hora, reduzindo a vermelhidão da pele e acelerando a evaporação do suor. "Muitas mulheres acham que se trata de um fim: da beleza, do poder de sedução, da vida feminina, mas é quando chegamos a um estágio de maior independência e autoconfiança. A menopausa não deve ser vista como uma curva descendente", complementa.

Chego ao fim desta conversa com a certeza de que ela não se esgota. Temos uma dupla missão: cuidar melhor de nós mesmas e educar os que nos rodeiam. Vamos à lista: companheiros e companheiras, para que se empenhem e cultivemos

121

Menopausa

um sexo tão bom ou melhor do que o da juventude. Filhos e filhas, para que entendam que não somos fonte inesgotável de energia para atender a seus pedidos. Médicos e médicas, para que as consultas tratem de prazer e qualidade de vida, e não apenas de sintomas de doenças. Chefes, subordinados e subordinadas, para que percebam o valor da experiência e da diversidade no ambiente de trabalho. Menopausa é um estágio da vida, e não uma condição de saúde. Não se trata de um fecho, e sim de um portal para ser transposto e degustado. A menopausa é um movimento, seja bem-vinda!

Bibliografia

ABDO, Carmita. *Sexo no cotidiano*: atração, sedução, encontro, intimidade. São Paulo: Contexto, 2021.

ADICHIE, Chimamanda Ngozi. *Sejamos todos feministas*. São Paulo: Companhia das Letras, 2015.

AGÊNCIA BRASIL. "IBGE: informalidade atinge 41,6% dos trabalhadores no país em 2019". 12 nov. 2020. Disponível em: <https://agenciabrasil.ebc.com.br/economia/noticia/2020-11/ibge-informalidade-atinge-416-dos-trabalhadores-no-pais-em-2019>. Acesso em: 20 jun. 2021.

ANGIER, Natalie. *Woman*: an intimate geography. London: Virago, 1999.

BEAUVOIR, Simone. *O segundo sexo*. 3. edição. Rio de Janeiro: Nova Fronteira, 1980.

BLUM, Dani. "The other side of languishing is flourishing. Here's how to get there". 4 maio 2021. Disponível em: <https://www.nytimes.com/2021/05/04/well/mind/flourishing-languishing.html?campaign_id=9&emc=edit_nn_20210505&instance_id=30224&nl=the-morning&regi_id=77233348&segment_id=57229&te=1&user_id=3fcb84804da3da864db327fd9bd6b08d>. Acesso em: 21 jun. 2021.

CARDIOVASCULAR RESEARCH. "Dietary recommendations for prevention of atherosclerosis". 6 jul. 2021. Disponível em: <https://academic.oup.com/cardiovascres/advance-article/doi/10.1093/cvr/cvab173/6314360>. Acesso em: 17 jul. 2021.

CIPD. "Majority of working women experiencing the menopause say it has a negative effect impact on them at work". 26 mar. 2019. Disponível em: <https://www.cipd.co.uk/about/media/press/menopause-at-work#gref>. Acesso em: 2 ago. 2021.

CONLEY, Chip. Wisdom@work: the making of a modern Elder. New York: Currency, 2018.

_____; RAUTH, Ingo. "The emergence of long life learning". Disponível em: <https://longlifelearning.education/>. Acesso em: 22 jun. 2021.

CORONA, Jane; QUARESMA, Flavia. *Saboreando mudanças, o poder terapêutico dos alimentos*: dicas e receitas. Rio de Janeiro: Senac-Rio, 2004.

CULLEN, Zoë B.; PEREZ-TRUGLIA, Ricardo. "The old boy's club: schmoozing and the gender gap". Disponível em: <http://www.nber.org/papers/w26530>. Acesso em: 17 jun. 2021.

Menopausa

DESSEN, Marcia. "Planejar a aposentadoria, sim ou sim". *Folha de S.Paulo*, 9 maio 2021. Disponível em: <https://www1.folha.uol.com.br/colunas/marciadessen/2021/05/planejar-a-aposentadoria-sim-ou-sim.shtml>. Acesso em: 9 jun. 2021.

DIAMOND, Jed. *The irritable male syndrome*. Pennsylvania: Rodale Books, 2004.

EUREKALERT. "Middle-aged women urged to check their blood pressure to avoid heart attacks". Disponível em: <https://www.eurekalert.org/pub_releases/2021-05/esoc-mwu051221.php>. Acesso em: 11 jul. 2021.

FOLHA DE S.PAULO. "Dia dos Namorados impulsiona mercado de vibradores e sugadores". 8 jun. 2021. Disponível em: <https://www1.folha.uol.com.br/mercado/2021/06/mercado-erotico-triplica-na-pandemia-e-investe-em-diversidade.shtml>. Acesso em: 9 jun. 2021.

_____. "Impacto da pornografia é imenso no abuso sexual, diz antropóloga". 21 maio 2021. Disponível em: <https://www1.folha.uol.com.br/cotidiano/2021/05/impacto-da-pornografia-e-imenso-no-abuso-sexual-diz-antropologa-norueguesa.shtm>l. Acesso em: 6 ago. 2021.

_____. "Perda de renda na pandemia deixa mulheres mais expostas à violência, mostra pesquisa". 7 jun. 2021. Disponível em: <https://www1.folha.uol.com.br/cotidia-no/2021/06/perda-de-emprego-e-renda-na-pandemia-nao-isolamento-deixa-mulhe-res-mais-expostas-a-violencia.shtml?origin=uol>. Acesso em: 8 jun. 2021.

FRIEDAN, Betty. *The fountain of age*. New York: Simon & Schuster, 1993.

G1. "22% de brasileiros assumem consumir pornografia e 76% são homens, diz pesquisa". 17 maio 2018. Disponível em: <https://g1.globo.com/pop-arte/noticia/22-milhoes-de-brasileiros-assumem-consumir-pornografia-e-76-sao-homens-diz-pesquisa.ghtml>. Acesso em: 12 jun. 2021.

_____. "É bom começar a pensar na menopausa como um movimento". 30 maio 2021. Disponível em: <https://g1.globo.com/bemestar/blog/longevidade-modo-de-usar/post/2021/05/30/e-bom-comecar-a-pensar-na-menopausa-como-um-movimento.ghtml>. Acesso em: 24 jun. 2021.

_____. "Por que homens com disfunção erétil não pedem ajuda". 21 mar. 2021. Disponível em: <https://g1.globo.com/bemestar/blog/longevidade-modo-de-usar/post/2021/03/21/por-que-homens-com-disfuncao-eretil-nao-pedem-ajuda.ghtml>. Acesso em: 11 jun. 2021.

_____. "Sexo depois dos 50: mulheres perdem libido; homens com falha de ereção". 23 abr. 2017. Disponível em: <http://g1.globo.com/bemestar/blog/longevidade-modo-de-usar/post/sexo-depois-dos-50-mulheres-perdem-libido-homens-com-falhas-de-ere-cao.html>. Acesso em: 10 jun. 2021.

GLASSDOOR. "1 in 5 women have missed out on a promotion to a male colleague". 5 mar. 2020. Disponível em: <https://www.glassdoor.com/about-us/women-promotion/>. Acesso em: 17 jun. 2021.

GRANT, Adam. "There's a name for the blah you're feeling: it's called languishing". 19 abr. 2021. Disponível em: <https://www.nytimes.com/2021/04/19/well/mind/covid-mental-health-languishing.html>. Acesso em: 23 jun. 2021.

HOT OCTOPUSS. Disponível em: <https://www.hotoctopuss.com/>. Acesso em: 4 jun. 2021.

INCA. "Tipos de câncer". Disponível em: <https://www.inca.gov.br/tipos-de-cancer>. Acesso em: 6 jul. 2021.

JOURNAL OF ALZHEIMER'S DISEASE. "Spiritual fitness: a new dimension in Alzheimer´s Disease Prevention". 23 mar. 2021. Disponível em: <https://www.ncbi.nlm.nih.gov/pmc/articles/PMC8075383/>. Acesso em: 7 ago. 2021.

KARPF, Anne. *Como envelhecer*. Rio de Janeiro: Objetiva, 2015.

KAUFMANN, Kate. *Você tem filhos?*: Como as mulheres vivem quando a resposta é não. São Paulo: Leya, 2021.

KLING, Juliana et al. "Associations of sleep and female sexual function: good sleep quality matters". *PubMed, National Center for Biotechnology Information*. Disponível em: <https://pubmed.ncbi.nlm.nih.gov/33878089/>. Acesso em: 21 jul. 2021.

LARAIA, Roque de Barros. "Jardim do Éden revisitado". Disponível em: <https://www.scie-lo.br/j/ra/a/9FRBVGL7H6hmpyMHwL7C9hQ/?lang=pt>. Acesso em: 15 jun. 2021.

LUQUET, Mara. *O futuro é... Viajar, malhar, estudar, namorar e investir*. São Paulo: Benvirá, 2016.

Bibliografia

MACEDO JÚNIOR, Jurandir Sell et al. *4 dimensões de uma vida em equilíbrio*. Florianópolis: Insular, 2014.

MCKINSEY. "Women in the Workplace 2020". Disponível em: <https://wiw-report. s3.amazonaws.com/Women_in_the_Workplace_2020.pdf>. Acesso em: 20 jun. 2021.

MBGFOOD. "What's the difference between plant-based & vegan diets?". 24 abr. 2021. Disponível em: <https://www.mindbodygreen.com/articles/plant-based-vs-vegan>. Acesso em: 17 jul. 2021.

MY MENOPAUSE DOCTOR. Disponível em: <https://www.menopausedoctor.co.uk/>. Acesso em: 20 jul. 2021.

NATIONAL INSTITUTE ON AGING. "Lack of sleep in middle age may increase dementia risk". Disponível em: <https://www.nia.nih.gov/news/lack-sleep-middle-age-may-increase-dementia-risk?utm_source=nia-eblast&utm_medium=email&utm_ campaign=healthyaging-20210531&utm_source=NIA+Main&utm_ campaign=b172f1aaab->. Acesso em: 20 jul. 2021.

OMGYES. Disponível em: <https://www.omgyes.com/pt/>. Acesso em: 4 jun. 2021.

Oncoguia. "Sexualidade x secura vaginal". 2 mar. 2016. Disponível em: <http://www.oncoguia. org.br/conteudo/sexualidade-x-secura-vaginal/9047/1035/>. Acesso em: 1º jun. 2021.

PORTAL DA UROLOGIA. "Disfunção erétil: conheça causas, sintomas, prevenção e tratamento". Disponível em: <https://portaldaurologia.org.br/publico/faq/disfuncao-eretil-conheca-causas-sintomas-prevencao-e-tratamentos/>. Acesso em: 13 jun. 2021.

SANABRIA, Marisa. *A segunda vida*: um guia para a mulher madura. São Paulo: Êxito, 2015.

SCIENCE DAILY. "Processed diets might promote chronic infections that can lead to disorders such as diabetes". 28 abr. 2021. Disponível em: <https://www.sciencedaily.com/ releases/2021/04/210428113818.htm>. Acesso em: 18 jul. 2021.

SOCIEDADE BRASILEIRA DE DERMATOLOGIA. "Sociedade Brasileira de Dermatologia alerta: bronzeamento artificial é proibido no Brasil desde 2009". Disponível em: <https://www.sbd.org.br/noticias/sociedade-brasileira-de-dermatologia-alerta-bronzeamento-artificial-e-proibido-no-brasil-desde-2009/>. Acesso em: 30 jul. 2021.

SOCIEDADE BRASILEIRA DE DIABETES. "Tipos de diabetes". Disponível em: <https:// diabetes.org.br/tipos-de-diabetes/#pre-diabetes>. Acesso em: 13jul. 2021.

SPECK, Neila Maria de Góis. "Cosmiatria genital". 24 abr. 2018. Disponível em: <https:// www.febrasgo.org.br/pt/noticias/item/454-cosmiatria-genital>. Acesso em: 1º jul. 2021.

TAVARES, Mariza. *Longevidade no cotidiano*: a arte de envelhecer bem. São Paulo: Contexto, 2020.

TATAR, Mauricio. *Cuidar de si*: uma busca interior da saúde total. Rio de Janeiro: Mauad X, 2021.

TED. "Make love, not porn". Fev. 2009. Disponível em: <https://www.ted.com/talks/cindy_gallop_make_love_not_porn. Acesso em: 12 jun. 2021.

_____. "The real reason female entrepreneurs get less funding". Out. 2017. Disponível em: <https://www.ted.com/talks/dana_kanze_the_real_reason_female_entrepreneurs_ get_less_funding/footnotes?rss=172BB350-0001#t-18352>. Acesso em: 20 jun. 2021.

UOL. "Orgasmo feminino". 11 ago. 2020. Disponível em: <https://drauziovarella.uol.com. br/entrevistas-2/orgasmo-feminino-entrevista/>. Acesso em: 2 jun. 2021.

_____. "Pesquisa: 62% das empresas não têm ações para aumento de mulheres na chefia". 8 mar. 2021. Disponível em: <https://economia.uol.com.br/noticias/redacao/2021/03/08/mulheres-cargos-lideranca-mulheres-pesquisa-robert-half.htm>. Acesso em: 20 jun. 2021.

WENDEE, Nicole. "A question for women's health: chemicals in feminine hygiene products and personal lubricants". 1º mar. 2014. Disponível em: <https://www.ncbi.nlm.nih. gov/pmc/articles/PMC3948026/>. Acesso em: 2 jun. 2021.

WOMEN´S BRAIN PROJECT. Disponível em: <https://www.womensbrainproject.com/>. Acesso em: 2 ago. 2021.

125

A autora

Mariza Tavares é jornalista formada pela Universidade Federal Fluminense. Fez mestrado em comunicação na UFRJ e MBA em gestão de negócios no Ibmec. Desde 2016, mantém o blog "Longevidade: modo de usar", no portal G1, e também participa do conselho editorial da Agência Lupa, especializada em *fact-checking*. Foi diretora-executiva da Rádio CBN entre 2002 e 2016, onde criou o programa "50 Mais CBN", do qual participava com o médico Alexandre Kalache e a jornalista Mara Luquet, e, antes disso, editora-executiva do jornal *O Globo* e repórter da revista *Veja*. É autora de seis livros infantis e de duas coletâneas de poemas. Publicou também pela Editora Contexto *Longevidade no cotidiano*.

GRÁFICA PAYM
Tel. [11] 4392-3344
paym@graficapaym.com.br